中药 中成药
功效趣味速记法

吕广伟 编著

全国百佳图书出版单位
中国中医药出版社
·北 京·

图书在版编目（CIP）数据

中药　中成药功效趣味速记法 / 吕广伟编著 . -- 北京：中国中医药出版社 , 2024.3
ISBN 978-7-5132-8636-7

Ⅰ . ①中… Ⅱ . ①吕… Ⅲ . ①中药学 Ⅳ . ① R28

中国国家版本馆 CIP 数据核字 (2024) 第 014311 号

中国中医药出版社出版
北京经济技术开发区科创十三街 31 号院二区 8 号楼
邮政编码　100176
传真　010-64405721
山东临沂新华印刷物流集团有限责任公司印刷
各地新华书店经销

开本 787×1092　1/32　印张 15　字数 332 千字
2024 年 3 月第 1 版　2024 年 3 月第 1 次印刷
书号　ISBN 978-7-5132-8636-7

定价　59.00 元
网址　www.cptcm.com

服务热线　010-64405510
购书热线　010-89535836
维权打假　010-64405753

微信服务号　zgzyycbs
微商城网址　https://kdt.im/LIdUGr
官方微博　http://e.weibo.com/cptcm
天猫旗舰店网址　https://zgzyycbs.tmall.com

如有印装质量问题请与本社出版部联系（010-64405510）
版权专有　侵权必究

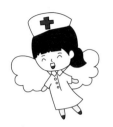

前　言

　　说到中药功效，想必有同学已经开始挠头了，因为它是挡在中医类考生面前的一座大山，内容琐碎难记，只能靠死记硬背，背了忘，忘了背，如此循环下去，每每因为中药丢的那几分，而名落孙山。

　　本书是根据钟赣生、杨柏灿主编的全国中医药行业高等教育"十四五"规划教材、全国高等中医药院校规划教材（第十一版）《中药学》，国家中医执业医师资格考试教材和国家执业药师资格考试（中药专业）教材编写，多版本全部囊括，一书在手，别无他求。本书采用谐音联想记忆法、定桩记忆法、公式记忆法、顺口溜等，让你在欢乐中快速记忆中药、中成药的功效。本书把重点中药的应用也编成口诀，并总结了考试中的必备知识点，从此让大家将中药变成自己的考试强项！

　　我们先用一个功效字数比较长的黄芪给大家演示一下效果：

功效：托毒排脓　行滞通痹　固表止汗　补气升阳　利水消肿　生
　　　津养血　敛疮生肌

口诀：拖犊 农 行至 壁　表直汗 补7升　水　　省
　　　　劲仰歇 怜　生计

解释：拖着小牛的农民行走到戈壁，肌表直流汗，喝了7升水，
　　　为了省劲仰面歇息，真怜悯他的生活。

应用：补益脾气之要药；气虚水肿之要药

口诀：不脾气，其虚，水肿

解释：黄芪性格好，不易发脾气，他身体有点虚（累的），还
　　　有水肿（水喝多了）。

　　　是不是很有画面感？这则小故事让你轻松记忆28个字的
中药功效和8个字的应用。

　　　再看一下大黄：

功效：　泻下攻积 凉血解毒 清热泻火 止血逐瘀通经 利湿退黄

口诀：大黄虾攻击 两蟹姐　　惹 祸 致蟹 鱼 惊　　慌

解释：大黄虾攻击了两只螃蟹姐姐，惹祸了，导致螃蟹和鱼
　　　惊慌。

应用：积滞便秘之要药

口诀：大黄虾机智变蜜

解释：大黄虾惹祸后机智的变成一只小蜜蜂飞走了。

　　　功效口诀和应用的口诀相互关联是不是很有意思呢！

金钱草的口诀:

功效: 解毒消肿　利湿退黄　利尿通淋

口诀: 姐　笑金钱草是　黄　鹂鸟

解释: 姐姐笑误把金钱草看成是黄鹂鸟。

搞笑我们是认真的! 这样记忆是不是毫无压力?

接下来展示中成药七味都气丸的功效口诀:

功效: 　　　　涩精止遗　补肾纳气

口诀: 七位都气 sir　　意 不生那气

解释: 七位都生气了, 先生的意思是咱不生那气。

So easy! 是不是好像在读一本故事会的同时就把中药功效记住了呢?

我曾做过测试, 让从未学过中医的人用此方法, 一天就可记住数十味中药的功效, 关键是不易忘记! 他们都行, 你们更行!

为了方便口诀记忆, 药物功效顺序会有所调整, 记住才是硬道理! 希望本书能帮你顺利通过各种考试。如果你喜欢本书, 并从中获益, 欢迎关注编者的抖音 / 快手 / 微信: zhongyiguowei, 共同学习交流。

吕广伟

2023 年 6 月

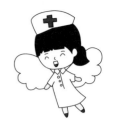

目　录

上篇　中药部分

（据中药学和执业医师资格考试教材选取）

中篇　中药部分
（据执业药师资格考试教材选取）

第二章 清热药

下篇 中成药部分
（据执业药师资格考试教材选取）

第七章 骨伤科常用中成药

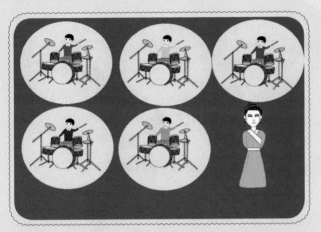

图1　五味子

功效：　　　收敛固涩　益气生津　补肾宁心

口诀：五位子练鼓　一起　进　步婶宁心

解释：五位孩子练习打鼓，一起进步，婶看到了很安心。

应用：为治疗久咳虚喘之要药

口诀：五子练鼓，久，需喘

解释：五位孩子练习打鼓，打久了，需要喘喘气。

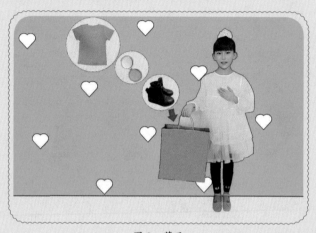

图 2 莲子

功效：益肾固精 补脾止泻 止带 养心安神

口诀：衣裳古镜　皮　鞋 纸袋　心安

解释：莲子将衣裳、古镜、皮鞋装进纸袋，这样就心安了。

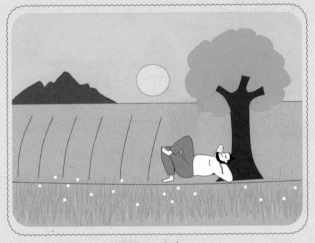

图 3　大枣

功效：　　补中益气　养血安神　缓和药性

口诀：大旱不种　其　仰歇安神　　何药行

解释：大清早不种地，他仰面歇息，安神便是睡着了。什么药可以治这种懒病呢？

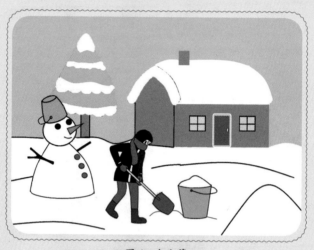

图 4　大血藤

功效：祛风　　清热解毒　活血止痛

口诀：　逢大雪　清　洁　　雪至桶

解释：遇到下大雪，就需要清洁，把雪装进桶里。

应用：治肠痈要药

口诀：大雪常融

解释：大雪常常会融化。

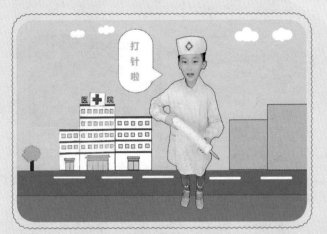

图 5　小金丸

功效：　散结消肿　化瘀止痛

口诀：小金接　种　话语止痛

解释：小金护士接种疫苗，她温柔的话语就可以起到止痛作用。

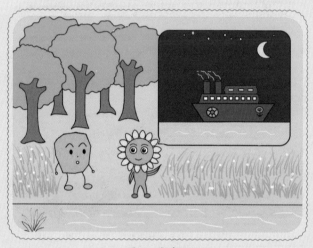

图 6 海浮石

功效：清热化痰 通淋 软坚散结

口诀：请 花谈 通林 见 解

解释：海浮石请花谈论一下通过森林的见解。

应用：为治痰热咳喘之要药

口诀：它夜客船

解释：花说："我是夜里坐客船离开的森林！"

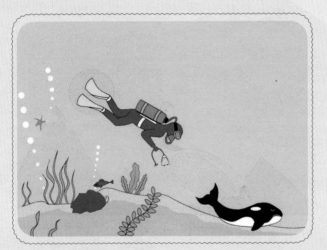

图 7　磁石

功效：聪耳明目　纳气平喘　平肝潜阳　镇惊安神

口诀：从　命　拿起瓶　　潜洋　诊鲸　身

解释：磁石听从命令，拿起氧气瓶，潜入海洋，诊查鲸鱼身体。

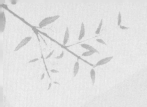

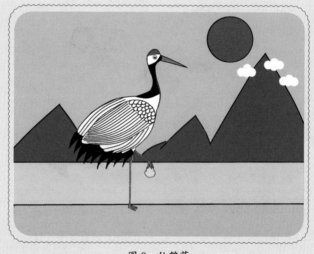

图 8　仙鹤草

功效：收敛止血 解毒 截疟 止痢 补虚

口诀：手 指　　肚 捏 梨补虚

解释：仙鹤用手指肚捏梨吃，从而补虚。

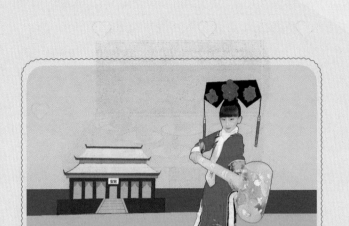

图 9 芥子

功效：利气散结 温肺祛痰 通络止痛

口诀： 七 姐 问妃去 捅篓子？捅

解释：芥子七姐问王妃，是否和她一起去捅篓子？王妃回
答：捅。

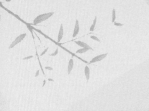

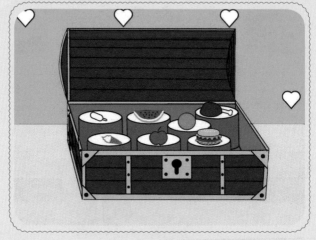

图 10 木香

功效： 行气止痛 健脾消食

口诀： 木箱七 桶见 食

解释： 木箱里有七个桶，桶里见到食物。

应用： 为行气调中止痛之要药

口诀： 木箱妻挑中桶

解释： 木箱里有七个桶，桶里有食物，妻子挑选了中间那桶。

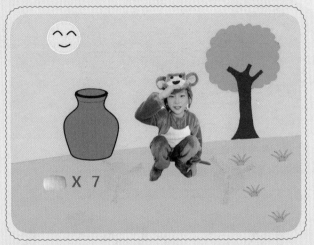

图 11 厚朴

功效：　燥湿消痰　下气除满

口诀：猴找食小坛　下七　馒

解释：猴子找食，在小坛子下发现七个馒头。

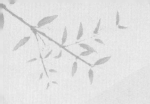

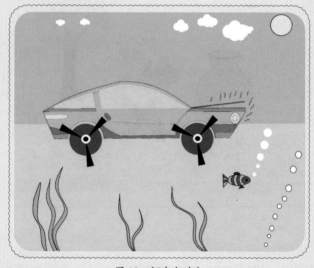

图 12　河车大造丸

功效：　　　　滋阴清热　补肾益肺

口诀：河车打造完引擎热　不慎　废

解释：河车打造完成，但因引擎太热，不慎报废。

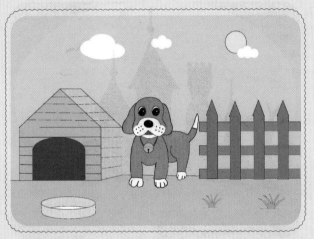

图 13　枸杞子

功效：　滋补肝肾　明目　润肺

口诀：狗子不干甚　目　人吠

解释：小狗不干什么事，只知道见人就叫。

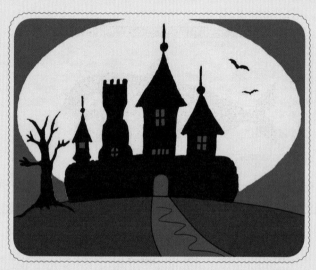

图 14　仙灵骨葆胶囊

功效：　　　滋补肝肾　活血通络　强筋壮骨

口诀：仙灵古堡不敢生　活　　了　　　装故

解释：看到仙灵古堡后，都不敢生活了，开始装死。

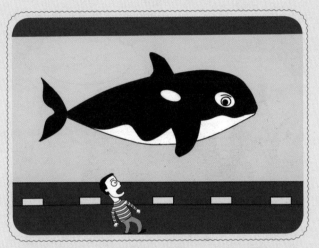

图 15　七制香附丸

功效：　　　　　疏肝理气　养血调经

口诀：七只想富叔感　七　养　条鲸

解释：老七只想富，叔感觉老七养条鲸鱼能富。

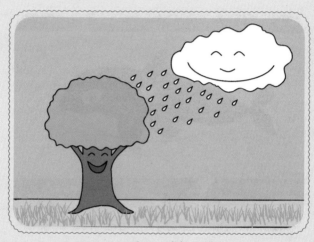

图 16　苏木

功效：　　活血祛瘀　消肿止痛

口诀：树木获　　雨　笑　至痛

解释：树木获得雨水非常开心，笑到痛。

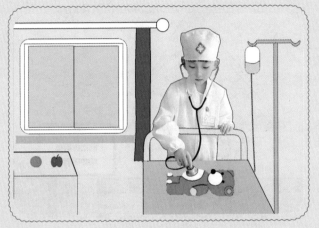

图 17　竹沥

功效：　　清热豁痰　定惊利窍

口诀：助理亲若获它　定睛一瞧

解释：助理医师证：亲如果获得它，很了不起，大家都要
定睛瞧瞧你。

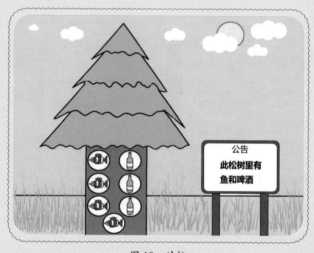

图 18　甘松

功效：　理气止痛　开郁醒脾　外用祛湿消肿

口诀：干松七　洞　鱼啤　　　示众

解释：干燥的松树上有七个洞，洞里有鱼和啤酒，告知大众。

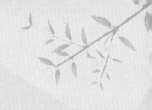

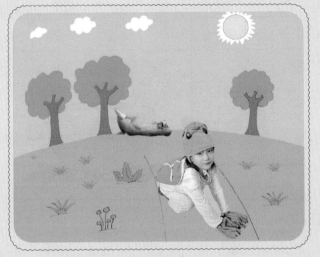

图 19　龟甲

功效：　　滋阴潜阳　益肾健骨　养血补心　凉血止血

口诀：龟甲自认谦让 易胜　故 仰歇不醒 凉　之

解释：乌龟第一的故事（龟兔赛跑），兔子自认谦让乌龟也容易胜利，所以仰面歇息熟睡不醒，最后输了，凉凉了。

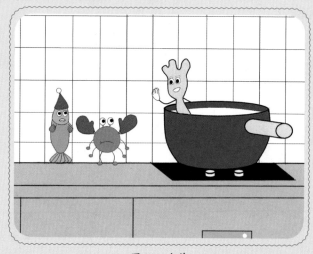

图 20　生姜

功效：解鱼蟹毒　解表散寒　化痰止咳　温中止呕

口诀：　鱼蟹　　表　寒生姜它　可　温　之哦

解释：鱼蟹表示寒冷，生姜说它可以去温暖鱼蟹。鱼蟹回答：哦。生姜便把鱼蟹骗到了锅里。

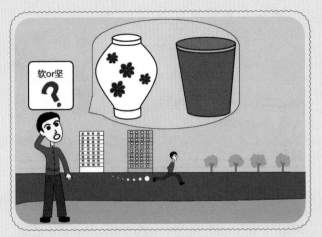

图 21　海蛤壳

功效：　　清热化痰　制酸止痛　软坚散结　外用收湿敛疮

口诀：海哥青　花坛　制酸　桶 软坚？　　外　　失联

解释：问海哥："青花瓷的坛子和制作酸菜的桶，哪个软？哪个坚硬？"海哥回答不上来，跑到外面失联了。

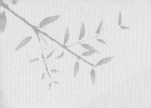

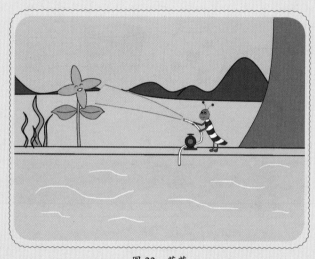

图 22　芫花

功效：祛痰止咳　杀虫疗疮　泻水逐饮

口诀：　它　渴　虫撩　　水助饮

解释：芫花它很渴，小虫子撩水帮它喝。

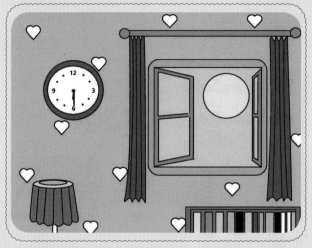

图 23　升麻

功效：　　解表透疹　清热解毒　升举阳气

口诀：升嘛?　表 针　　六　　升 阳

解释：升什么? 表针到六的时候升起太阳。

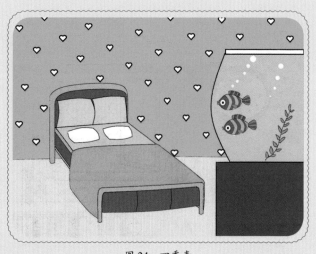

图 24　四季青

功效：凉血止血　消肿祛瘀　清热解毒　敛疮

口诀：两只　小　鱼　留　恋床

解释：一年四季两只小鱼都留恋那张床。

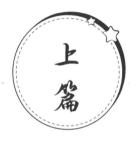

上篇

中药部分

（据中药学和执业医师资格考试教材选取）

第一章　解表药

第一节　发散风寒药

麻黄

　　功效：发汗解表　利水消肿　宣肺平喘

香薷

　　功效：发汗解表　利水消肿　　　　　　　　化湿和中

　　口诀：发　　表　　水　种 麻黄宣传 香薷花适合种

　　解释：在发表水稻种植技术大会上，麻黄在做着宣传，香薷却说花才适合种植。

　　应用：麻黄为肺气壅遏所致喘咳胸闷的要药；发汗解表之要药

　　口诀：　　飞　蛾　　磕　门　　　　发　　飙

　　解释：麻黄宣传结束后回到家，看到一只飞蛾磕到了门，然后飞蛾开始发飙。

　　【执业医师考试必备知识点】麻黄：宜用于无汗的外感风寒表实证，此外有散寒通滞之功，也可治疗阴疽。香薷：为夏月麻黄，主治暑湿感冒→外感风寒，恶寒发热，无汗，腹痛，吐泻。

　　【注】麻黄在执业医师教材中为发汗散寒，与中药学教材的发汗解表意义相同。

桂枝

功效：温经通脉 发汗解肌 助阳化气 平冲降逆（气）

口诀：文精通　　还解饥 助阳 妻　宠 你（妻）

解释：桂枝文采精通，还会做饭解决饥饿，真是帮助男人的好妻子，所以宠爱你（妻子）。

【执业医师考试必备知识点】可治疗风寒表实无汗，又能治疗风寒表虚有汗。

紫苏叶

（教材）

功效：解表散寒 行气和胃

口诀：　彪　悍 行乞何为

解释：苏叶长得彪悍，却当了乞丐！这是为什么呢？

（执医）

功效：解表散寒 解鱼蟹毒 行气宽中

口诀：　彪　悍　鱼蟹　　去款众

解释：苏叶长得彪悍，他用鱼蟹去款待众人。

【执业医师考试必备知识点】行气宽中，中：脾胃，治疗脾胃有理气安胎之功。

【说明】口诀中的"去"是"气"的近似音。

生姜

（教材）

功效：解鱼蟹毒 解表散寒　化痰止咳 温中止呕

口诀：　鱼蟹　　表 寒生姜它 可温　之哦

解释：鱼蟹表示寒冷，生姜说它可以去温暖鱼蟹。鱼蟹回答：哦。

（执医）

功效：温肺止咳 温中止呕 解鱼蟹毒 解表散寒

口诀：蚊 子咳 蚊 子呕 鱼蟹 表 憾

解释：生姜导致蚊子咳嗽和呕吐，鱼蟹表示遗憾。

应用：呕家圣药

口诀：偶家生姜

解释：我家就有生姜。

【执业医师考试必备知识点】可解生半夏、生南星之毒。

【说明】口诀中的"它"是"痰"的近似音。

荆芥

功效：解表散风 透疹消疮 止血

防风

功效：祛风解表 胜湿止痛 止痉

口诀：荆芥和防风，解表又祛风，姐透窗知雪，放声使童惊

解释：荆芥和防风都有解表和祛风的功效，姐姐透过窗子知道外面下雪了，大喊"下雪了"，叫声致使儿童受惊。

【执业医师考试必备知识点】荆芥：止血宜炒炭用；防风：治风通用药，防风防风，防住所有风。

藁本

功效：　　　　散寒 祛风除湿 止痛

羌活

功效：　　解表散寒 祛风胜湿 止痛

口诀：稿本 墙喊 冯氏 童

解释：把稿本放在墙上，然后喊冯氏和孩童去拿。

应用：藁本治疗巅顶头痛

口诀：稿本顶在头上

应用：羌活治疗太阳头痛、上半身风寒湿痹

口诀：墙遮挡住了下身，所以太阳光只能照在头和上半身。

白芷

功效：祛风止痛 宣通鼻窍 解表散寒 燥湿止带 消肿排脓

口诀：白纸去 稚童 巧借三 十袋小排

解释：白纸上写着：去了个幼童，用巧妙的办法借了三十袋小排骨。

应用：善治眉棱骨痛、阳明头痛

口诀：白纸贴在眉棱骨或脑门上

细辛

功效：温肺化饮 解表散寒 通窍 祛风止痛

口诀：细心温 饮解 寒 巧祛 痛

解释：细心地用温饮解除寒冷，巧妙地祛除病痛。

【执业医师考试必备知识点】通窍为通鼻窍。治疗阳虚外感；少阴头痛，牙痛。用量 1 ~ 3g（辛不过钱，一钱 =3g）。

辛夷

功效：通鼻窍 散风寒

苍耳子

功效：通鼻窍 散风寒 祛风湿（止痛）

口诀：辛姨藏儿子，避 风寒 儿子 风湿（痛）

解释：辛姨把儿子藏起来躲避风寒，因为儿子有风湿痛。

应用：辛夷鼻塞流涕之要药

口诀：辛姨遇风寒就鼻塞流涕

【执业医师考试必备知识点】辛夷入汤剂宜包煎，苍耳子过量服用易中毒。

葱白

功效：发汗解表 散寒通阳

口诀：发汗 散寒通阳

解释：想象，吃了葱白，很辣，人会发汗，汗出就可以散去寒冷，同时通了阳气。

胡荽

功效： 发表透疹 开胃消食

柽柳

功效： 发表透疹 祛风除湿

口诀：胡荽撑了偷针 随卫 士 称 出事

解释：胡荽吃饱了撑的去偷针，随即卫士称出事了。

【注】柽柳别名西河柳。

 # 第二节 发散风热药

薄荷

功效：疏散风热 利咽 清利头目 透疹 疏肝行气

口诀： 风热 咽 里头 真 干 七伯喝

解释：风热导致咽喉里头真干燥，七伯想喝水。

上篇 中药部分（据中药学和执业医师资格考试教材选取）

【执业医师考试必备知识点】夏令感受暑湿秽浊之气，脘腹胀痛，呕吐泄泻。用法：煎服宜后下。

牛蒡子

功效：宣肺祛痰 解毒散肿 利咽透疹 疏散风热

口诀： 选 炭 肚中 咽 诊属 疯

解释：牛蒡选炭咽到肚子里，诊断属于疯了。

【执业医师考试必备知识点】使用注意：脾虚便溏者慎用。

蝉蜕

功效： 透疹 疏散风热 明目退翳 息风止痉 利咽开音

口诀：蝉蜕透 树缝 目 风景 咽开音

解释：蝉蜕透过树缝看到了风景，接着咽喉打开，开始发音。

【执业医师考试必备知识点】治小儿夜啼不安。

菊花

功效：清肝明目 平抑肝阳 疏散风热 清热解毒

桑叶

功效：清肝明目 平抑肝阳 疏散风热   清肺润燥

口诀：清 明 一 杨树散 热花 枯 叶非 燥

解释：清明节一棵杨树在向外散发热量，导致周围的花枯萎了，叶子也非常的干燥。

【执业医师考试必备知识点】桑叶可治疗血热妄行之咯血、吐血、衄血。

【说明】中药功效"清热解毒"出现的频率很高，所以为了避免过多的重复口诀，我们用两种方法记忆：第一种，选取"清热解毒"其中二字的谐音，比如选"清解"，谐音为清洁、情节、请姐等。当然也可以选热毒，谐音为热度、若睹等；第二种，清热解毒药一般吃起来都是苦的，所以可以想像清热解毒药味道苦（KU）溜（LIU）溜的，那么就可以用 KU →哭、库、酷、裤、枯等来代表清热解毒，还可以用 LIU →六、流、留、遛等来代表清热解毒。

蔓荆子

功效：　　　清利头目　疏散风热

口诀：买镜子清理头　梳　缝

解释：买镜子用来清理头发，对着镜子给头发梳个缝。

柴胡

（教材）

功效：　　疏散退热　升举阳气　疏肝解郁

口诀：柴火叔　忒热　生　　气　疏肝解郁

解释：柴火使叔太热，令叔生气，疏肝解郁别生气。

（执医）

功效：　　解表退热　升举阳气　疏肝解郁

口诀：柴火姐　忒热　生　　气　疏肝解郁

解释：柴火使姐太热，令姐生气，疏肝解郁别生气。

应用：治少阳证之要药

口诀：缺少阳光温暖，需要柴火点燃

【执业医师考试必备知识点】有退热截疟的作用。

升麻

功效：（发）解表透疹　清热解毒　升举阳气

口诀：升嘛？　表针　六　　升阳

解释：升什么？表针到六的时候升起太阳。

葛根

功效：解肌退热 生津止渴 透疹 解酒毒 通经活络 升阳止泻

口诀：击退 金 朕 就 同 了升职谢

解释：葛根击退了金人，朕就同意了他升职的请求，谢谢。

应用：治项背强痛

口诀：葛根向北

解释：葛根向北进军，击退金人。

淡豆豉

功效：宣发郁热 解表除烦

口诀：蛋都吃发育 表 烦

解释：让你把蛋都吃掉，这是为你生长发育着想，你表示太烦了。

浮萍

功效：宣散风热 透疹止痒 利尿消肿

口诀：扶贫旋 风 投资养 鸟

解释：号称扶贫旋风的人投资了养鸟。

谷精草

功效：疏散风热 退翳明目

木贼

功效：疏散风热 退翳明目

口诀：树缝 一 目 谷精 木贼

解释：到树缝一看，树缝里长着谷精草和木贼。

第一节　清热泻火药

石膏

功效：生用清热泻火　除烦止渴　煅用收湿敛疮　生肌止血

口诀：史高青　伙　烦课　　失恋创　记止学

解释：史高是个年青的小伙，厌烦上课，因为他失恋创了记录，所以停止了学习。

应用：为清泻肺胃二经气分实热之要药

口诀：史高写肺胃七分

解释：史高不学习，默写肺胃二字只得到七分。

【执业医师考试必备知识点】性能：甘、辛，大寒。归肺、胃经。

寒水石

功效：清热泻火

口诀：　寒　水石

　　　　　↓　　↓

　　　　　热　　火

知母

功效：　滋阴润燥　清热泻火

口诀：知母引 灶 热蟹

解释：知母引燃炉灶，加热螃蟹。

【执业医师考试必备知识点】使用注意：脾虚便溏者不宜使用。

芦根

功效： 利尿 生津止渴 清热泻火 除烦 止呕

口诀：芦跟鸟 禁止 亲热携 雏烦 呕

解释：芦和鸟禁止亲热，携带的雏会很烦，甚至呕吐。

【说明】口诀中的"亲"是"清"的近似音。

天花粉

功效： 清热泻火 生津止渴 消肿排脓

口诀：花粉惹 火 禁止 小派

解释：花粉惹生气了，禁止开小派对。

【执业医师考试必备知识点】使用注意：不宜与乌头类药材同用。

竹叶

功效： 除烦 清热泻火 生津 利尿

淡竹叶

功效： 除烦 清热泻火 利尿通淋 止渴

口诀： 煮液厨房 热 火 津 鸟

淡煮液厨房 热 火 鸟 渴

解释：厨房生热火煮津液喂鸟。淡煮液，淡字有两火，导致烧干锅，无津，鸟只能渴着。

鸭跖草

功效：　　　利水消肿 清热泻火 解毒

口诀：鸭子 → 水 中　热 火 解肚

解释：把鸭子放进水中，生热火，解决肚子饥饿。

栀子

功效：　　　外用消肿止痛 （内）清热利湿 泻火除烦 凉血解毒

口诀：侄子外　　总 捅　　　惹 事 或触犯 两　戒

解释：侄子在外面总捅娄子，又惹事了，或许触犯了两条戒律。

应用：治热病心烦、躁扰不宁之要药

口诀：侄子惹事了，心烦，躁扰不宁

【执业医师考试必备知识点】善于清泻三焦火邪。

夏枯草

（教材）

功效：清肝泻火 明目 散结消肿

口诀：　干 火　目 散　众

解释：夏天的枯草很干燥，易起火，如果看到了，要疏散群众。

（执医）

功效：清热泻火 明目 散结消肿

口诀：　热 火　目 散　众

解释：夏天的枯草如果太热容易起火，如果看到了，要疏散群众。

上篇 中药部分（据中药学和执业医师资格考试教材选取）

【执业医师考试必备知识点】治疗目珠夜痛；瘰疬，瘿瘤，乳痈。

决明子

功效： 润肠通便 清热明目

口诀：倔明子常 惹 母

解释：倔强的明子常惹母亲生气。

密蒙花

功效：清热泻火 养肝明目 退翳

口诀： 惹 火 赶 牧 医

解释：密蒙花被惹火，要赶走牧医。

青葙子

功效：明目退翳 清肝泻火

口诀： 母 姨 干 活清箱子

解释：妈妈和姨在干活，清理箱子。

 第二节 清热燥湿药

黄芩

功效：清热燥湿 泻火解毒 止血 安胎

黄连

功效：清热燥湿 泻火解毒

黄柏

功效：清热燥湿 泻火解毒　　　　除蒸疗疮

口诀：

```
              ┌黄芩（女儿）只学安胎
              │
  清 早时 伙 睹┤黄连（儿子）
              │
              └黄伯（老爹）出征疗创
```

解释：清早的时候，大伙目睹了黄氏一家人，女儿黄芩已有身孕只学安胎，儿子黄连什么都不干，老爹黄伯出征为士兵治疗创伤。

应用：　黄芩为肺热咳嗽之要药

口诀：黄芩的孩子肺热咳嗽

应用：黄连为泻痢要药

口诀：黄连什么都不做，因为他拉肚子了

【执业医师考试必备知识点】黄芩善清泻肺火及上焦实热，炒用黄芩治血热胎动不安；黄连清中焦热，祛脾胃大肠湿热，善清泻心经实火；黄柏善清下焦湿热，泻相火、退骨蒸。

龙胆

功效：　　　清热燥湿 泻肝胆火

口诀：龙胆有胆请　　示　　肝胆

解释：龙胆，有胆字，功效就要请示一下肝胆。

秦皮

功效：　　　明目 止带 清热燥湿 收涩止痢

口诀：秦皮秦皮，母　带青枣　　涩梨

解释：秦皮，你妈妈给你带了青枣和涩梨。

苦参

（教材）

功效：　　清热燥湿　杀虫止痒　利尿

口诀：苦婶请　　师　杀只　　鸟

解释：苦婶请师傅杀一只鸟。

（执医）

功效：　　清热燥湿　杀虫　利尿

口诀：苦婶请　　师　杀　　鸟

解释：苦婶请师傅杀鸟。

应用：为皮肤病之要药

口诀：苦婶有皮肤病

白鲜皮

功效：清热燥湿　祛风解毒

口诀：　热澡　　去　　毒 = 白皮

解释：经常洗热水澡可以去除身上的毒素，变成白皮肤。

应用：诸黄风痹之要药

口诀：黄蜂蛰白皮

解释：黄蜂看到白皮肤就想蛰。

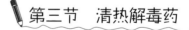

第三节　清热解毒药

金银花

功效：清热解毒　疏散风热

连翘

功效：清热解毒 疏散风热　　消肿散结

口诀：　枯　树　缝金银，脸俏小　姐

解释：在枯树间的缝隙里藏着金银财宝，这是漂亮小姐姐发现的。

应用：金银花为治热毒疮痈之要药，还有凉血止痢作用

口诀：金银花　　督用　　　　两只梨

解释：金银花发现金银上刻着"督用"字样；除了金银外，还有两只梨。

应用：连翘为疮家圣药

口诀：脸俏　创佳　肴

解释：漂亮小姐姐得到这些财宝，可以每天都做美味佳肴。

紫花地丁

功效：　　清热解毒 凉血消肿

穿心莲

（教材）

功效：　　清热解毒 凉血消肿　　　燥湿

口诀：紫花地留　两　种　心莲 找拾

解释：紫花地里留有两粒种子，心莲去找到并拾起来。

（执医）

功效：　清热燥湿 凉血 消肿 泻火解毒

口诀：穿心清　早　凉　　终泻　肚

解释：只穿背心，但清早气温凉，最终泻肚了。

应用：紫花地丁善治疔毒

上篇　中药部分（据中药学和执业医师资格考试教材选取）

口诀：丁→疔（同音）

【说明】口诀中的"找"是"燥"的近似音。

大青叶

功效：　　　清热解毒　凉血消斑

青黛

功效：　　　清热解毒　凉血消斑　　泻火定惊

口诀：大青叶青黛六　两　　拌带 蟹或 鲸

解释：大青叶和青黛一共6两，拌在一起，再带来螃蟹或者鲸鱼，就可以开饭了。

板蓝根

功效：凉血 利咽 清热解毒

口诀：凉　　咽　热　毒

解释：板蓝根可以凉咽喉里的热毒，所以可以治咽喉肿痛。

【执业医师考试必备知识点】治疗大头瘟疫。

贯众

功效：　杀虫　清热解毒　止血

口诀：观众虫　　　流　　　血

解释：观众看到虫子在流血。

蒲公英

（教材）

功效：消肿散结 清热解毒 利湿通淋

口诀：小　　姐　哭　　　十通→乳痈

解释：蒲公英小姐哭了十次，因为长了乳痈。

（执医）

功效：消肿散结　清热解毒　利尿通淋

口诀：　小　　姐清　洁　　尿桶→孺用

解释：蒲公英小姐在清洁尿桶，因为小孩子等着用。

应用：治乳痈要药

口诀：蒲公英小姐得乳痈

　　　蒲公英小姐孺用尿桶

【执业医师考试必备知识点】治疗肝火上炎，目赤肿痛。

野菊花

功效：泻火平肝　清热解毒

口诀：　火　干　枯

解释：野菊花因受火烤，变得干枯。

重楼

功效：　消肿止痛　清热解毒　凉肝定惊

口诀：重楼总　统清　洁　　干　净

解释：重楼里住着总统，所以要清洁干净。

拳参

功效：　消肿　止血　息风定惊　清热解毒

口诀：拳身肿　致血　媳妇　　　哭

解释：拳头打到身上，肿了，导致出血，媳妇看到心疼地哭了。

漏芦

（教材）

功效：消痈散结　通经下乳　清热解毒　舒筋通脉

上篇　中药部分（据中药学和执业医师资格考试教材选取）

口诀：漏涌　　　下乳　流　　尽

解释：如漏了一般，涌下的乳汁流尽了。

（执医）

功效：消痈下乳 清热解毒 舒筋通脉

口诀：漏涌下乳　　流　　尽

解释：如漏了一般，涌下的乳汁流尽了。

土茯苓

功效：　解毒 除湿 通利关节

口诀：屠夫戒赌 厨师　理　解

解释：屠夫戒赌了，厨师表示理解。

应用：治疗梅毒

口诀：屠夫得了梅毒

鱼腥草

功效：　利尿通淋 清热解毒 消痈排脓

口诀：鱼腥鸟　　　哭　小佣 弄

解释：鱼腥了，鸟哭了，都是小佣弄的。

应用：肺痈之要药

口诀：鱼腥废佣

解释：鱼腥了，鸟哭了，都没有照顾好，真是个废物佣人。

金荞麦

功效：　清热解毒 排脓祛瘀

口诀：金桥卖流　　脓　鱼

解释：金桥上在卖一条流脓的鱼。

大血藤

功效：祛风　　清热解毒　活血止痛

口诀：　逢大雪清　洁　　雪至桶

解释：遇到下大雪，就需要清洁，把雪装进桶里。

应用：治肠痈要药

口诀：大雪常融

解释：大雪常常会融化。

败酱草

功效：　祛瘀止痛　清热解毒　消痈排脓

口诀：败将欲痛　哭　　小　排

解释：败将想痛哭，因为他被降级成小排长了。

应用：主治肠痈腹痛

口诀：败将常负

解释：败将就是经常失败。

射干

功效：消痰　清热解毒　利咽

口诀：射瘫　　　六　　　燕

解释：用箭射瘫了六只燕子。

应用：为治热毒痰火郁结所致咽喉肿痛之要药

口诀：　惹　火　射　燕

解释：惹他发火，他就会用箭射燕。

山豆根

功效：　　　清热解毒　利咽消肿

口诀：山斗根情节　严　重

上篇　中药部分（据中药学和执业医师资格考试教材选取）

解释：山在和根争斗，情节很严重。

应用：治疗火毒蕴结所致乳蛾喉痹、咽喉红肿疼痛的要药

口诀：山斗根，火入喉，咽红肿

解释：山和根争斗时，误把火掉入咽喉，导致咽喉红肿。

【执业医师考试必备知识点】有毒，用量不宜过大。

马勃

（教材）

功效：　　止血　清肺　解毒　利咽

口诀：马伯 之学　非　读　研

解释：马伯的学生不读研。

（执医）

功效：　利咽　清热解毒　止血

口诀：马伯严　　酷　　治学

解释：马伯严格的做学问。

青果

功效：利咽生津　清热解毒

口诀：　严　禁清　洁

解释：青苹果不让洗干净。

木蝴蝶

功效：　　疏肝和胃　清肺利咽

口诀：蝴蝶树干　为 亲飞　燕

解释：蝴蝶停留在树干上，就是为了亲飞燕一口。

白头翁

功效：清热解毒　凉血止痢

口诀：清　洁　　两　只　梨

解释：白头老翁在清洁两只梨。

【执业医师考试必备知识点】为治热毒血痢之良药。

马齿苋

功效：　　凉血止血　清热解毒　止痢

口诀：马见两　只蟹　　六　　只狸

解释：马看见了两只螃蟹和六只狐狸。

鸦胆子

功效：　　清热解毒　止痢　截疟　腐蚀赘疣

口诀：鸦胆子六　只狸　捏　食　肉

解释：乌鸦很有胆子，它和六只狐狸一起捏着肉吃。

【执业医师考试必备知识点】有毒，对胃肠道及肝肾均有损害。外用对皮肤有刺激。

地锦草

功效：凉血止血　清热解毒　利湿退黄

口诀：两　枝　枯　　　黄

解释：地锦草有两枝枯黄了。

半边莲

功效：　　清热解毒　利水消肿

口诀：半边莲留　　水　中

上篇　中药部分（据中药学和执业医师资格考试教材选取）

半枝莲

功效： 清热解毒 利水消肿 散瘀止血

口诀：半枝莲留　　水 中 三鱼致谢

解释：半枝莲留在了水中，三条鱼表示感谢。

白花蛇舌草

（教材）

功效：　　　　　 利湿通淋 清热解毒

口诀：白花蛇→舌→草→使 林　 枯

解释：白花蛇用舌头舔了一下草，使森林都枯萎了。

（执医）

功效： 清热解毒 利湿通淋 消痈

口诀：白花蛇六　　 时头领 宵用

解释：白花蛇，到六点的时候，头领拿来当夜宵享用。

【执业医师考试必备知识点】白花蛇舌草→治毒蛇咬伤。

山慈菇

功效： 化痰散结 清热解毒

口诀：山姑她 姐　 苦

解释：山姑她姐姐命苦。

熊胆粉

功效：息风止痉 清热解毒 清肝明目

口诀：媳妇 惊请 姐　 赶 母熊

解释：媳妇大惊，请姐姐快赶走那只母熊。

【执业医师考试必备知识点】用法用量：内服，
0.25 ~ 0.5g，人工熊胆粉 1 ~ 2g，入丸、散。

千里光

功效：清肝明目　清热解毒 利湿

口诀：　赶　目千里 苦　　 事

解释：赶到目的地还需一千里，真是个苦差事。

白蔹

功效：清热解毒　消痈散结　敛疮生肌

口诀：　六　　小佣三　脸疮 记

解释：白脸说：六个小佣三个脸上有疮和胎记。

四季青

功效：凉血止血　消肿祛瘀　清热解毒　敛疮

口诀：两 只　小　鱼　留　恋床

解释：一年四季两只小鱼都留恋那张床。

绿豆

功效：消暑利水　清热解毒

口诀：绿树　水　流

解释：绿树旁河水流过，好美的景色！

📝 第四节　清热凉血药

生地黄

功效：　　清热凉血　养阴生津

口诀：生地 无　　银剩金

解释：陌生的地方，没有银子，只剩下金子。

【执业医师考试必备知识点】脾虚湿滞，腹满便溏者不宜使用。

【说明】功效"清热凉血"四字中有"热""凉"二字，因为热和凉是相对的事物，相对的事物互相抵消（中和）就是无（WU），我们就用WU的谐音来代表清热凉血，如无、五、武、屋、舞。

玄参

（教材）

功效：清热凉血　解毒散结　滋阴降火

口诀：玄无　　解　　结　引　惑

解释：玄是无法解释的，结果会引起困惑。

（执医）

功效：滋阴　泻火解毒　清热凉血

口诀：玄引　惑解读　　无

解释：玄会引起困惑，如解读，常常是没有答案的。

【执业医师考试必备知识点】治目赤咽痛，瘰疬，白喉，痈肿疮毒。

牡丹皮

功效：清热凉血　活血祛瘀

口诀：牡丹五　　活　　鱼

解释：牡丹江里钓了五条活鱼。

应用：无汗骨蒸之要药

口诀：牡丹五活鱼无骨蒸之

解释：牡丹江里钓了五条活鱼，这鱼是无骨的，蒸着吃。

赤芍

功效：清热凉血　散瘀止痛

口诀：赤勺乌　　鱼　痛

解释：烧红的大勺里，乌鱼在疼痛。

紫草

功效：　解毒透疹　清热凉血　活血消斑

口诀：字草独　诊　　无　　血小板

解释：写字潦草的医生独自诊治无血小板的患者。

水牛角

功效：定惊　解毒　清热凉血

口诀：　京　都　无

解释：水牛角，京城买不到。

【执业医师考试必备知识点】用法：宜先煎3小时以上。

 # 第五节　清虚热药

青蒿

（教材）

功效：清虚热　退黄　截疟　除骨蒸　解暑热

口诀：　需　　黄　捏　厨　蒸　解暑热

解释：青蒿需变黄的时候捏下来，到厨房蒸一下，可以解暑热。

（执医）

功效：截疟　凉血除蒸　清透虚热　解暑

口诀： 捏 两 厨蒸 透 热 解暑

解释：捏两枝青蒿，在厨房蒸一下，透出的热气可以解暑。

应用：治疟疾寒热之要药；为清虚热之要药

口诀：疟寒热，清虚热

【执业医师考试必备知识点】不宜久煎。鲜用绞汁。

白薇

（教材）

功效： 解毒疗疮 清热凉血 利尿通淋

口诀： 独 闯 武 林

解释：白薇独自闯荡武林。

（执医）

功效： 凉血 利尿通淋 清虚热 解毒疗疮

口诀：白尾两 鸟 虚弱借 床

解释：长着白色尾巴的两只鸟很虚弱，需要借床休息。

地骨皮

功效： 凉血除蒸 清肺降火

口诀：骨皮凉 厨蒸 请肥将

解释：骨头和肉皮凉了，到厨房蒸一下，请肥胖的将军吃。

【执业医师考试必备知识点】除有汗之骨蒸。

银柴胡

功效： 清虚热 除疳热

胡黄连

功效： 退虚热 除疳热 清湿热

口诀：因狐需 感 狐恋狮

解释：因为狐狸需感情，所以狐狸迷恋狮子。

第三章 泻下药

第一节 攻下药

大黄

（教材）

功效：泻下攻积 凉血解毒 清热泻火 止血 逐瘀通经 利湿退黄

口诀：大黄虾攻击 两蟹姐 惹 祸 致蟹 鱼 惊慌

解释：大黄虾攻击了两只螃蟹姐姐，惹祸了，导致螃蟹和鱼惊慌。

（执医）

功效：泻下攻积 凉血解毒 清热泻火 逐瘀通经 除湿退黄

口诀：大黄虾攻击 两蟹姐 惹 祸 诸鱼 惊慌

解释：大黄虾攻击了两只螃蟹姐姐，惹祸了，众鱼惊慌。

应用：积滞便秘之要药

口诀：大黄虾机智变蜜

解释：大黄虾惹祸后机智的变成一只小蜜蜂飞走了。

【执业医师考试必备知识点】用法：不宜久煎。使用注意：妇女怀孕、月经期、哺乳期忌用。

芒硝

功效：　泻下通便　清火消肿　润燥软坚

口诀：芒小虾同　　伙笑众　　遭软禁

解释：芒小虾同伙嘲笑众人，遭到了软禁处罚。

【执业医师考试必备知识点】用法：冲入药汁内或开水溶化后服。孕妇及哺乳期妇女慎用。

番泻叶

功效：　　　利水　通便　　　泻热行滞

口诀：番泻→轮番泻→利水 or 通便→（结果）泻热行滞

【执业医师考试必备知识点】用法：宜后下。或开水泡服。

芦荟

功效：泻下通便　清肝泻火　杀虫疗疳

口诀：写下　　情感写　啥　了？甘

解释：芦荟写下表达情感的文字，写啥了呢？"甘"字。

【执业医师考试必备知识点】用法：入丸散服。

 第二节　润下药

火麻仁

功效：润肠通便

郁李仁

功效：润肠通便　下气利水

松子仁

功效：润肠通便　润肺止咳

口诀：仁→通便

李→利（谐音）

松子→运客，松子运送给客人

第三节 峻下逐水药

甘遂

功效： 消肿散结 泻水逐饮

京大戟

功效： 消肿散结 泻水逐饮

红大戟

功效： 消肿散结 泻水逐饮

口诀：随 记总 结 谢 主任

解释：主任把随记做了总结，感谢主任。

【执业医师考试必备知识点】甘遂：用量用法：入丸、散，每次 0.5 ～ 1g。内服醋制用。外用适量，生用。

芫花

（教材）

功效：祛痰止咳 外用杀虫疗疮 泻水逐饮

口诀： 它 渴   虫撩   水助饮

解释：芫花它很渴，小虫子撩水帮它喝。

（执医）

功效：杀虫疗疮 泻水逐饮

口诀： 虫撩   水助饮芫花

上篇 中药部分（据中药学和执业医师资格考试教材选取）

解释：小虫子撩水帮助芫花喝。

【注】杀虫疗疮为外用之功效。

【执业医师考试必备知识点】内服醋制用，以降低毒性。

商陆

功效：逐水消肿 通利二便 外用解毒散结

口诀：煮水笑　　李二变　　　杜三

解释：商陆一边煮水一边笑李二变杜三这件事。

牵牛子

功效：泻水通便 消痰涤饮 杀虫攻积

口诀：歇水　边 小坛　饮 杀　公鸡

解释：牵牛的孩子在水边休息，用小坛喝水，杀了一只公鸡。

【执业医师考试必备知识点】用法用量：煎服，3～6g。

巴豆霜

功效：　峻下冷积 豁痰利咽 逐水退肿 外用蚀疮

口诀：巴豆君 冷极　毯 掩 煮水　　　湿床

解释：巴豆君冷极了，用毯子遮掩，煮水时弄湿了床。

【执业医师考试必备知识点】用法用量：入丸散，每次0.1～0.3g。

千金子

功效：　破血消癥 泻下逐水 外用疗癣蚀疣

口诀：千金破蟹 蒸　虾煮水 外　　选 肉

解释：千金小姐剖开螃蟹，接着蒸虾，然后煮水，再去外面选买肉。

第四章　祛风湿药

第一节　祛风寒湿药

独活

（教材）

功效：　　祛风除湿　通痹止痛　解表

口诀：独活娶冯　氏　铜币　桶　　表

解释：独自生活的你如果想娶冯氏，需要铜币一桶和一块手表。

（执医）

功效：　　祛风除湿　通痹止痛

口诀：独活娶冯　氏　铜币　桶

解释：独自生活的你如果想娶冯氏，需要铜币一桶。

应用：善治少阴伏风头痛及下半身风寒湿痹

口诀：独活少银头痛，下半生逢韩氏

解释：独自生活，缺少银子（没钱），很头痛，还好下半生遇到了善良的韩氏。

【执业医师考试必备知识点】治皮肤瘙痒。

威灵仙

功效：祛风湿　通络止痛　消骨鲠

口诀：　风湿　　了痛　　骨危险

解释：得风湿了，痛到骨头，这样病情很危险。

应用：风湿痹痛要药

口诀：冯氏臂痛危险

解释：冯氏说手臂疼痛很危险。

【执业医师考试必备知识点】可消逐痰饮。

徐长卿

功效：祛风除湿　止痛　止痒

口诀：　风　湿　痛　养

解释：徐长卿得了风湿痛，需要休养。

川乌

功效：　　祛风除湿　温经止痛

草乌

功效：　　祛风除湿　温经止痛

口诀：川草屋冯　氏　文精　通

解释：山川草屋里住着冯氏，她文才精通。

【执业医师考试必备知识点】川乌：可麻醉止痛。用法：煎服，先煎、久煎。

蕲蛇

功效：　　祛风　通络　止痉

金钱白花蛇

功效：　　祛风　通络　止痉

乌梢蛇

功效：　　祛风　通络　止痉

口诀：三蛇逢　了　惊

解释：三条蛇，碰到了一定很惊恐。

应用：蕲蛇截风要药

口诀：蕲蛇皆疯

解释：看到蕲蛇都吓疯了。

木瓜

（教材）

功效：化湿和中　舒筋活络

口诀：　师　种木瓜熟　　了

解释：老师种的木瓜熟了。

（执医）

功效：舒筋活络　和胃化湿

口诀：熟　　了　喂狮

解释：木瓜熟了，喂狮子。

应用：为湿痹筋脉拘挛之要药

口诀：木瓜 = 十斤桔

解释：木瓜的价格等于十斤桔子。

【执业医师考试必备知识点】治疗吐泻转筋。

蚕沙

功效：　化湿和中 祛风除湿

口诀：蚕杀食盒中 去　　世

解释：蚕被杀了，是在食盒中去世的。

伸筋草

功效：祛风除湿 舒筋活络

口诀：　风　时 舒筋　络

解释：伸筋草在刮风时舒展筋络。

上篇　中药部分（据中药学和执业医师资格考试教材选取）

油松节

功效： 祛风湿 通络止痛

海桐皮

功效： 祛风湿 通络止痛　　　　杀虫止痒

口诀：松节风湿 了，痛，还痛？啥　样

解释：疏松的关节得了风湿，很痛。还痛吗？现在啥样了？

【注】海桐皮为祛风湿热药。

海风藤

功效：　　祛风湿　　通经络 止痹痛

青风藤

功效：　　祛风湿　　通经络　　利小便

口诀：风：祛风湿 藤：通　络

　　　海：有氵—有水—用桶（痛）装

　　　青：无氵—无水—为什么？—利小便了，所以无水

丁公藤

功效：　　　祛风湿 消肿止痛

口诀：钉公疼去缝十　肿痛

解释：钉子扎了老公很疼，去缝了十针，真是又肿又痛啊！

昆明山海棠

功效：祛风除湿 活血止痛 续筋接骨

口诀：去　食或治　筋骨

解释：去吃昆明山的海棠，或许能治你的筋骨病。

路路通

功效：祛风活络　利水 通经

口诀：去　　罗路路通谁 统计

解释：去罗马，条条大路都通，但谁统计过吗？

穿山龙

功效：　　祛风除湿 舒筋通络 活血止痛 止咳平喘

口诀：传山龙起风 时 舒筋　络活　动至　　喘

解释：传说山里有条龙，起风的时候舒展筋络，活动后导致有点喘。

【说明】口诀中的"动"是"痛"的近似音。

🖊 第二节　祛风湿热药

秦艽

（教材）

功效：　祛风湿 舒筋络 止痹痛 退虚热 清湿热

（执医）

功效：　祛风湿　通络止痛 退虚热 清湿热

口诀：秦艽风湿　　了致痛 忒虚　请食热

解释：秦艽得风湿了，导致疼痛，又忒虚弱，请它吃热食物。

应用：治虚热要药

口诀：秦艽虚弱

解释：秦艽得风湿了，很虚弱。

上篇　中药部分（据中药学和执业医师资格考试教材选取）

防己

功效：　　祛风湿　止痛　利水消肿

口诀：防止起风时　纸筒　　水　中

解释：防止起风时把纸筒吹到水中。

【执业医师考试必备知识点】尤宜于下肢水肿，小便不利者。

桑枝

功效：　　　　祛风湿　利关节

豨莶草

功效：　　　　祛风湿　利关节（清热）解毒

口诀：桑枝　喜草　冯氏　李　姐　　草，　独

解释：桑枝喜欢草，请冯氏和李姐说媒，但草表示它喜欢独处。

臭梧桐

功效：祛风湿　通经络　　　平肝

老鹳草

功效：祛风湿　通经络　　　　　止泻痢　清热解毒

口诀：去峰时　经　臭梧桐干　老鹳泻痢　清　洁

解释：去峰顶的时候，经过臭梧桐，树干上的老鹳在泻痢，需要清洁一下。

海桐皮功效见 36 页，油松节、海桐皮共同记忆。

络石藤

功效：　　凉血消肿　祛风通络

口诀：落石两血　肿　疼　疯　了

解释：落石砸出两个血肿，疼疯了。

雷公藤

功效：消肿止痛　杀虫解毒　活血通络　祛风除湿

口诀：　总　统　重　读　学　了　　厨师

解释：雷大爷说总统已重新上学，学了厨师专业。

应用：善治风湿顽痹

口诀：雷公冯氏玩笔

解释：雷大爷说冯氏在玩笔。雷大爷一会儿说总统，一会儿又说冯氏，真是个大嘴巴。

丝瓜络

功效：活血　祛风　通络　　下乳

口诀：活蟹　疯　了撕瓜吓孺

解释：活蟹疯了，撕瓜时吓到了小孩儿。

第三节　祛风湿强筋骨药

香加皮

功效：　　祛风湿　强筋骨　利水消肿

五加皮

功效：　　祛风湿　强筋骨　利水　　　补肝肾

口诀：相加：风食 = 筋 + 骨 + 水

　　　　五加：风食 = 筋 + 骨 + 水 + 肝 + 肾

上篇　中药部分（据中药学和执业医师资格考试教材选取）

　　解释：风味美食＝筋，骨和水相加，如果再加上肝和肾，就是五种相加。

　　【执业医师考试必备知识点】五加皮可治小儿行迟。香加皮有毒，服用不宜过量。

　　【注】香加皮为利水消肿药。

桑寄生

功效：　补肝肾　安胎　祛风湿　强筋骨

口诀：桑姬感身　　胎去　食　　筋骨

解释：桑姬感觉身体怀胎，去吃筋骨。

狗脊

功效：　祛风湿　强腰膝　补肝肾

口诀：狗急疯似　　咬　　赶婶

解释：狗急了，疯了似的叫，它要赶走婶子。

千年健

功效：强筋骨　祛风湿

口诀：千年古　　诗

雪莲花

功效：补肾阳　调冲任　祛风湿　强筋骨

口诀：补身　　冲饮　确　实强

解释：雪莲花能补养身体，冲饮后，确实强壮了。

第五章 化湿药

佩兰

功效：芳香化湿　发表解暑　醒脾开胃

广藿香

功效：芳香化湿　发表解暑　　　　　　　　和中止呕

口诀：芳香　食　　表　熟　佩兰啤开胃　藿香喝盅　呕

解释：芳香的食物表面熟了，开席，佩兰啤酒打开就入胃，藿香喝盅就呕吐了。

应用：广藿香芳香化湿浊要药

口诀：藿香芳香话拙

解释：藿香身上喷的香水很芳香，说话笨拙。

【注】广藿香在执业医师教材中为芳香化浊，与中药学教材的芳香化湿意义相同。

苍术

功效：祛风散寒　明目　燥湿健脾

口诀：　风　寒　明　早　间藏猪

解释：风寒来袭，明天早上把猪藏起来。

【执业医师考试必备知识点】治夜盲症。

厚朴

（教材）

功效：　　行气　消积　消痰平喘　燥湿

口诀：厚婆行乞　小鸡　小坛平川　找食

解释：厚婆行乞，带着小鸡，拿着小坛，去平川找食。

（执医）

功效：　燥湿消痰　下气除满

口诀：猴找食小坛　下七　馒

解释：猴子找食，在小坛子下发现七个馒头。

应用：消除胀满要药

口诀：（猴子或厚婆）消除蟑

解释：猴子或厚婆去消除蟑螂。

【执业医师考试必备知识点】可治梅核气。

砂仁

功效：　　理气安胎　化湿开胃　温脾止泻

口诀：杀人李七按台　　侍　卫　劈之

解释：杀人凶手李七被按在断头台上，侍卫劈了他。

应用：醒脾调胃要药

口诀：杀人痞挑威

解释：杀人案是痞子在挑战权威。

【执业医师考试必备知识点】用法：入汤剂宜后下。

豆蔻

功效：　　化湿行气　开胃消食　温中止呕

口诀：豆蔻花时　妻开　　始　种　藕

解释：豆蔻开花的时候，妻子开始种藕。

【执业医师考试必备知识点】用法：入汤剂宜后下。

草豆蔻

功效：　　燥湿行气　温中止呕

口诀：草寇遭　刑　　问众只殴

解释：草寇遭到刑罚，问众人如何处置？只想殴打他！

（草寇：出没于山地的强盗）

草果

功效：除痰截疟　燥湿温中

口诀：出坛皆捏　找时　种

解释：草果长出坛子，大家都来捏，只能找个时间再种点儿了。

第六章 利水渗湿药

第一节 利水消肿药

茯苓

（教材）

功效： 利水渗湿 健脾 宁心安神

口诀：夫令李 氏见屁 拧 身

解释：老夫命令李氏，如见到有人放屁就拧身不闻。

（执医）

功效： 利水渗湿 健脾 宁心

口诀：夫令李 氏见笔 拧芯

解释：老夫命令李氏，看见笔就把笔芯拧出来。

应用：利水消肿之要药。

口诀：李 笑

解释：听到老夫的命令，李氏笑了。

【说明】口诀中的"笔"是"脾"的近似音。

薏苡仁

（教材）

功效： 排脓 健脾止泻 解毒散结 除痹 利水渗湿

口诀：怡人牌 皮 鞋 姐 姐 避 水 湿

解释：怡人牌的皮鞋，姐姐说穿它要避免被水弄湿。

（执医）

功效：　排脓　健脾止泻　除痹　利水渗湿

口诀：怡人牌　　皮鞋　避　水湿

解释：怡人牌的皮鞋避免被水弄湿。

猪苓

功效：　利水渗湿

泽泻

（教材）

功效：　利水渗湿　　泄热　化浊降脂

口诀：猪苓水　湿　泽泻泄　　　脂

（执医）

功效：　利水渗湿　　泄热

口诀：猪苓水　湿　泽泻泄热

【执业医师考试必备知识点】泽泻利小便以实大便。

冬瓜皮

功效：　利水消肿　清热解暑

口诀：冬瓜水　　清　暑

解释：冬天的瓜水很凉，可以清暑。

玉米须

功效：　利水消肿　利湿退黄

口诀：玉米需水　　　　黄

解释：玉米需要水的滋养，才能慢慢变黄。

葫芦

功效：利水消肿　　通淋

口诀：　水　中葫芦通林

解释：水中漂浮的葫芦正通过森林。

香加皮见 39 页，与五加皮共同记忆法。

枳椇子

功效：　利水消肿 解酒毒

口诀：橘子水　　解酒

解释：橘子水含维生素 C，可以解酒。

 第二节　利尿通淋药

车前子

功效：祛痰 明目 清热利尿通淋 渗湿止泻

口诀：　他　母 清　理尿桶淋　湿　鞋

解释：车前孩子的母亲在清理尿桶的时候淋湿了鞋。

【说明】口诀中的"他"是"痰"的近似音。

【执业医师考试必备知识点】利小便以实大便。尤宜于暑湿泄泻及小便不利之水泻。用法：包煎。

滑石

功效：　　清热解暑 利尿通淋 祛湿敛疮

口诀：画师　热解暑　　淋　湿了床

解释：画师太热，为了解暑，淋湿了床。

【执业医师考试必备知识点】治疗湿疹，痱子。用法：先煎。

木通

功效：通经下乳 利尿通淋 清心除烦

口诀：井下如 尿桶　　心 烦

解释：井下如果用的是尿桶，很心烦，急需木桶。

通草

功效：　　通气下乳　清热利尿

口诀：同草同七虾入　侵　鸟

解释：同草和七只虾一起入侵鸟的领地。

瞿麦

功效：活血通经 利尿通淋

口诀：获 桶晶　　拎去卖

解释：获得一桶水晶，拎着去卖。

萹蓄

功效：利尿通淋 杀虫止痒

口诀：　　林杀　羊

解释：萹蓄在树林中杀羊。

地肤子

功效：　　清热利湿 祛风止痒

口诀：弟子请　师去 治羊

解释：弟子请师傅去治疗羊。

海金沙

功效：清热利湿 通淋止痛

口诀：请　示 头领至桶

上篇　中药部分（据中药学和执业医师资格考试教材选取）

解释：发现金沙，请示头领，头领说放到桶里。

应用：诸淋涩痛要药

口诀：诸拎桶海金沙

解释：诸位听从头领命令后，拎着桶去装海金沙。

石韦

功效：清肺止咳 凉血止血 利尿通淋

口诀：请　客　两只　　鸟

解释：石伟在请客，食物是两只鸟。

【执业医师考试必备知识点】宜于血淋。

冬葵子

功效：下乳　润肠　清热利尿

口诀：虾如　唱　惹　鸟

解释：冬葵子说：虾如果唱歌会惹到鸟。

灯心草

功效：　利小便　清心火

口诀：灯芯小　　心火

解释：灯芯要小心保存，因为还要用它点火。

萆薢

功效：祛风除痹　利湿去浊

口诀：萆→痹，有痹要去除痹。薢→蟹，食去捉

应用：治膏淋要药

口诀：　搞淋　必谢

解释：吃完蟹，再搞到一支冰淇淋，必谢你。

第三节　利湿退黄药

茵陈

功效：清利湿热　利胆退黄

口诀：请食　　蛋黄

解释：茵陈请你吃蛋黄。

应用：治疗黄疸之要药

口诀：蛋黄——黄疸

金钱草

功效：解毒消肿　利湿退黄　利尿通淋

口诀：姐　笑金钱草是　黄　鹂鸟

解释：姐姐笑误把金钱草看成是黄鹂鸟。

【执业医师考试必备知识点】治疗石淋，胆结石。

连钱草

功效：利湿通淋　散瘀消肿　清热解毒

口诀：李氏　淋　雨种　六　　连钱草

解释：李氏淋着雨种了六颗连钱草。

广金钱草

功效：　　　清热除湿　退黄　利尿通淋

口诀：光金钱清　除十　黄　鹂鸟

解释：花光金钱，为了清除十只黄鹂鸟。

虎杖

功效：化痰止咳　清热解毒　利湿退黄　散瘀止痛

口诀：花　渇　枯　　　黄　雨至

解释：拿着虎杖的老人说，当花渴了，枯黄了，大雨就到了。

【执业医师考试必备知识点】有泄热通便的作用。

垂盆草

功效：　　　清热解毒 利湿退黄

地耳草

功效：　　　清热解毒 利湿退黄　　　活血消肿

珍珠草

功效：　　　清热解毒 利湿退黄　　　　　　消积明目

口诀：垂耳珍草枯　　　黄，耳草雪　中，珍草寄母

解释：垂耳珍草已枯黄，耳草丢弃雪中，珍草寄给母亲。

鸡骨草

功效：疏肝止痛 清热解毒 利湿退黄

口诀：输干　痛　哭　　拾　荒鸡骨

解释：输干了，痛哭，只能拾荒捡鸡骨吃。

第七章 温里药

附子

功效： 补火助阳　回阳救逆　散寒止痛

口诀：子住阳不活　父回阳救你　扇喊　痛

解释：父与子的故事，你住在沈阳不想活了，父亲回沈阳救你，大耳光扇的你喊痛。

应用：回阳救逆第一品药

口诀：父为子，是回沈阳救你的第一人

【执业医师考试必备知识点】上助心阳、中温脾阳、下补肾阳。用法用量：煎服，3～15g，本品有毒，宜先煎0.5～1小时，至口尝无麻辣感为度。

干姜

功效：　回阳通脉　温中散寒　温肺化饮

口诀：干将回　统　问　寒温　饮

解释：干将回来了，统帅问冷不冷？给你温饮喝。

肉桂

功效：　补火助阳　散寒止痛　温通经脉　引火归元

口诀：肉贵捕获　羊三　只统　统卖银　元

解释：羊肉贵，所以捕获了三只羊，统统都卖掉，得到银元。

应用： 为命门火衰之要药

口诀：肉贵名门货

解释：肉贵，因为是名门货。

【执业医师考试必备知识点】治疗虚阳上浮诸证。可鼓舞气血生长。

吴茱萸

功效：降逆止呕 助阳止泻 散寒止痛

口诀： 你 偶 住阳制鞋 三 只童无语

解释：你我住在沈阳，靠制作鞋为生，但一共就制作了三只童鞋，无语了。

【执业医师考试必备知识点】为治寒滞肝经诸痛之主药。

用法用量：煎服，2～5g。

小茴香

功效：理气和胃 散寒止痛

口诀： 妻 喂三 童茴香

解释：妻子喂三个儿童吃茴香。

【执业医师考试必备知识点】治寒疝腹痛，睾丸偏坠胀痛。

丁香

功效：温中降逆 温肾助阳 散寒止痛

口诀：蚊钟 你 吻身 痒 喊 痛

解释：丁香说蚊子钟意你，吻的你身痒，让你喊痛。

应用：为治胃寒呃逆、呕吐之要药

口诀：丁香为喊 你 呕吐

解释："有蚊子"，为了喊你，丁香呕吐了。

高良姜

功效：温中止呕　散寒止痛

口诀：问　　偶三　　桶

解释：要高良姜吗？问我，我要三桶。

花椒

功效：　　杀虫止痒　温中止痛

口诀：花轿啥　　样　问众知

解释：花轿啥样？问众人知道吗。

胡椒

功效：温中散寒　下气　消痰

口诀：闻中　韩　下棋　呼叫　小谭

解释：听闻中国和韩国要举办棋赛，快呼叫小谭。

荜茇

功效：　　温中散寒　行气　止痛

荜澄茄

功效：　　温中散寒　行气　止痛

口诀：BB 问众散寒　　气　止痛

解释：宝贝问众人，散寒气能否止痛？

第八章　理气药

陈皮

功效：理气健脾　燥湿化痰

口诀：　其　皮燥　化

解释：陈皮就是它的皮经过干燥的变化。

应用：治湿痰　寒痰之要药

口诀：　是　旱它陈皮

解释：是因为干旱，它变成了陈皮。

橘红

功效：理气宽中　燥湿化痰

口诀：李七款众　十　坛橘红

解释：李七要款待众人十坛橘红。

化橘红

功效：　　理气宽中　燥湿化痰　消食

口诀：话剧李七款众　澡　　堂　消失

解释：话剧剧情：李七说要款待众人洗澡，结果到澡堂他就消失了。

【说明】口诀中的"堂"是"痰"的近似音。

上篇　中药部分（据中药学和执业医师资格考试教材选取）

青皮

功效：疏肝破气　消积化滞

口诀：输干婆气　消极话至

解释：青皮输没了，老婆很生气，消极的话就说出来了。

【执业医师考试必备知识点】疝气疼痛，乳癖，癥瘕积聚，久疟痞块。

枳实

功效：　　破气消积　化痰散痞

口诀：掷石破七小　　坛三啤

解释：扔石头打破七个小坛子和三瓶啤酒。

【执业医师考试必备知识点】性微寒。可治脏器下垂病证。

枳壳

功效：理气宽中　行滞消胀

口诀：　其宽重　纸　张

解释：纸壳（错读为 zhǐ ké），它是宽重的纸张。

木香

功效：　行气止痛　健脾消食

口诀：木箱七　桶　见　食

解释：木箱里有七个桶，桶里见到食物。

应用：为治泻痢后重之要药；行气止痛之要药

口诀：木箱厚重，七桶

解释：木箱厚重，里面装着七个桶。

沉香

功效：温中止呕　纳气平喘　行气止痛

口诀：问　　偶　拿七瓶　　七　桶

解释：沉香问我拿七个瓶子还是七个桶。

檀香

功效：　行气温中　开胃止痛

口诀：坛香气味中　开喂　童

解释：坛肉香，气味好，开始喂儿童。

川楝子

功效：　　疏肝泄热　行气止痛　杀虫

口诀：链子树干　惹　七只　　虫

解释：链子放在树干上，惹怒七只虫子。

【执业医师考试必备知识点】治疗头癣、秃疮。使用注意：有毒。

乌药

功效：　　温肾散寒　行气止痛

口诀：勿要纹身　汉　岂止痛

解释：不要变成纹身汉，岂止是痛那么简单。

荔枝核

功效：　行气散结　散寒止痛

口诀：荔枝七　姐　孩　童

解释：荔枝给七姐和孩童。

香附

功效：　调经止痛 理气宽中 疏肝解郁

口诀：想富精通犁　种 甘 雨

解释：想富 = 精通用犁种地 + 下甘雨。

应用：疏肝解郁之要药；妇科调经之要药

口诀：想富？甘雨 or 挑井

解释：想富？你是等待下甘雨还是自己挑井水呢？

佛手

功效：　和胃（中）止痛 燥湿化痰 疏肝理气

口诀：佛手合　　止痛 使 他 感 泣

解释：佛手相合，中止疼痛，使他感动到哭泣。

香橼

功效：疏肝解郁 理气宽中 燥湿化痰

口诀：叔　遇李　总 使 他相缘

解释：叔遇到了李总，使他相信了缘分的存在。

玫瑰花

功效：　行气解郁 活（和）血止痛

口诀：玫瑰骑 鱼 河　蟹止通

解释：玫瑰骑着鱼，河蟹阻止它通行。

梅花

功效：疏肝和中 化痰散结

口诀：树干和众 花谈 节

解释：梅花在树干上和众花谈论着过节的事儿。

娑罗子

功效： 疏肝理气 和胃止痛

口诀：娑罗树干狸　　胃　痛

解释：娑罗树干上的狐狸胃痛。

薤白

功效： 通阳散结 行气导滞

口诀：鞋白杨三姐　　7 刀（dollar）

解释：鞋真白，是杨三姐花 7 刀买的。

应用：治胸痹之要药

口诀：兄比　鞋白

解释：兄弟要和她比鞋白。

大腹皮

功效： 行气宽中 利水消肿

口诀：大腹其　中　　水　肿

解释：大腹，原来是里面水肿了。

甘松

功效： 理气止痛 开郁醒脾 外用祛湿消肿

口诀：干松七　洞　鱼啤　　示众

解释：干燥的松树上有七个洞，洞里有鱼和啤酒，告知大众。

九香虫

功效：理气止痛 温中助阳

口诀：李七　同　众　养九虫

解释：李七和众人一起养着九条虫子。

刀豆

功效： 温中 下气止呃 温肾助阳

口诀：刀问众 侠其止恶 问婶煮羊

解释：刀有什么用？问众人，众人说侠客用它制止邪恶。问婶，婶说煮羊能用到它。

柿蒂

功效：降气（逆）止呃

口诀：将　　　　　饿

解释：将士饿了吃柿子。

应用：为止呃逆之要药

口诀：　止饿柿子

解释：将士饿了，止饿就吃柿子。

第九章　消食药

山楂

功效：　行气散瘀　消食健胃　化浊降脂

口诀：山楂其善于 消食兼　化　　脂

解释：山楂它善于消食和化掉血脂。

应用：为消化油腻肉食积滞之要药

口诀：吃肉配山楂，降脂顶呱呱

六神曲

功效：消食和胃

口诀：　小　　薇

解释：神曲的歌名叫小薇。

【执业医师考试必备知识点】助金石药消化吸收。

麦芽

功效：行气消食　健脾开胃　回乳消胀

口诀：　七小时 见啤开胃 会　涨

解释：麦芽发酵七小时就见到啤酒了，啤酒开胃，喝多会涨。

【执业医师考试必备知识点】治疗米面薯蓣食滞。炒麦芽回乳。

稻芽

功效：健脾开胃　消食和中

口诀：剑劈开　小食盒→稻芽

解释：剑劈开小食盒，看到稻芽。

莱菔子

功效：　　　降气化痰　消食除胀

口诀：来父子讲奇　谈　消失　帐

解释：来了父子二人，讲着奇怪的言论，内容是消失的帐篷。

【执业医师考试必备知识点】生用研服以涌吐风痰。

鸡内金

功效：　　　通淋化石　消食健胃　固精止遗

口诀：鸡内金同　化石　消失　味　精遗

解释：鸡内金和化石消失了，味精也遗失了。

【执业医师考试必备知识点】砂石淋证，胆结石。

上篇　中药部分（据中药学和执业医师资格考试教材选取）

使君子

功效：杀虫消积

雷丸

功效：杀虫消积

芜荑

功效：杀虫消积

鹤虱

功效：杀虫消积

口诀：君子 雷丸 无 虱 傻笑

解释：君子吃了雷丸身上就没有虱子了，开始傻笑。

应用：使君子驱蛔要药

口诀：君子驱蛔

解释：君子驱赶蛔虫。

【执业医师考试必备知识点】使君子：用法用量：小儿每岁 1～1.5 粒，1 日总量不超过 20 粒，空腹服用。使用注意：服用时忌饮茶。雷丸：饭后温开水调服。

苦楝皮

功效：　　杀虫疗癣

口诀：苦练啥　了

解释：你说你刻苦训练了，那你苦练啥了？

槟榔

功效： 利水 行气 截疟 杀虫 消积

口诀：病狼睡 醒　　虐 杀　小鸡

解释：病狼睡醒了，起来虐杀小鸡。

【执业医师考试必备知识点】治绦虫最佳，生用力佳，炒用力缓；焦槟榔有消积导滞作用。

鹤草芽

功效：杀虫

南瓜子

功效：杀虫

口诀：鹤牙 瓜子 虫

解释：鹤用牙嗑瓜子，瓜子里面竟有虫。

应用：鹤草芽治绦虫病之要药

口诀：鹤牙上有绦虫

榧子

功效： 杀虫消积 润肠通便 润肺止咳

口诀：匪子从小　　　便 认匪直磕

解释：匪的孩子，从小便认匪为父，直磕头。

第一节 凉血止血药

大蓟

功效： 凉血止血 散瘀解毒 消痈

小蓟

功效： 凉血止血 散瘀解毒 消痈

口诀：大鸡小鸡两 只 鱼 都 宵用

解释：大鸡、小鸡和两只鱼都当夜宵享用。

【执业医师考试必备知识点】小蓟善治尿血、血淋。

【说明】口诀中的"都"是"毒"的近似音。

地榆

功效： 凉血止血 解毒敛疮

口诀：地榆两 枝 堵 窗

解释：地上榆树的两根树枝堵住了窗户。

应用：为治烧烫伤之要药

口诀：地榆可燃烧

【执业医师考试必备知识点】宜于下焦之下血。大面积烧伤不宜使用。

槐花

功效：清肝泻火　凉血止血

口诀：　感谢　　两只蟹

解释：槐花感谢两只蟹的帮助。

侧柏叶

功效：　　　化痰止咳　凉血止血　生发乌发

口诀：侧柏叶它　可　两　治　生　乌发

解释：侧柏叶，它可是有两种治疗效果：生发和乌发。

应用：各种出血证之要药

口诀：侧柏叶各种出血

解释：想象用侧柏叶盖住各种出血的伤口。

白茅根

功效：凉血止血　清热利尿

口诀：　两　只　白猫惹　鸟

解释：两只白猫惹了鸟。

苎麻根

功效：安胎　凉血止血　清热解毒

口诀：　抬　两　只猪马　哭

解释：看到人类抬走了两只猪，马哭了。

应用：安胎要药

口诀：猪马都怀胎了

羊蹄

功效：　　　解毒杀虫　凉血止血　泻下

口诀：羊替姐 杀 两只 虾

解释：羊替姐姐杀了两只大虾。

第二节 化瘀止血药

三七

功效：消肿定痛 散瘀止血

口诀：小 童三 只鞋37

解释：小孩童有三只鞋，都是37号的。

应用：伤科要药

口诀："七"字如"匕"，三匕至伤

【执业医师考试必备知识点】有止血不留瘀、化瘀不伤正的特点。

景天三七

功效：化瘀止血 解毒 宁心安神

口诀：花 鞋借 宁 婶

解释：景天的37号花鞋借给了宁婶。

茜草

功效：凉血 祛瘀 通经 止血

口诀：两 鱼 捅鲸 致血

解释：茜草旁两条鱼用刀捅了鲸鱼，导致流血。

应用：妇科调经要药

口诀：妇，调解

解释：看到两条鱼用刀捅了鲸鱼，妇人出面调解。

蒲黄

功效：　　止血 化瘀（利尿）通淋

口诀：蒲黄只学 画鱼　　　　鳞

【执业医师考试必备知识点】包煎。

花蕊石

功效：化瘀止血

口诀：花雨致谢

解释：花蕊说花得到雨会表示谢意。

第三节　收敛止血药

白及

功效：　消肿生肌 收敛止血

口诀：百记重 击 脸血

解释：百次重击导致脸上出血

应用：为收敛止血之要药

口诀：百击脸血 要药

解释：百次击打导致脸上出血，快拿药。

【执业医师考试必备知识点】痈肿疮疡、皮肤皲裂、水火烫伤。

仙鹤草

功效：收敛止血 解毒 截疟 止痢 补虚

口诀：手 指 肚 捏 梨 补虚

解释：仙鹤用手指肚捏梨吃，从而补虚。

紫珠叶

功效：收敛凉血止血 散瘀解毒消肿

口诀：手 两 指　瘀毒肿

解释：天天盘紫珠的手，有两根手指出现瘀毒，都肿了。

血余炭

功效：　收敛止血 化瘀 利尿

棕榈炭

功效：　收敛止血

口诀：炭：收敛止血。血余——余尿

藕节

功效：　收敛止血 化瘀

口诀：偶姐恋 雪　雨

解释：我姐迷恋雪花和雨滴。

 第四节　温经止血药

艾叶

（教材）

功效：安胎 调经 散寒止痛　温经止血 外用祛湿止痒

口诀：俺太 经　寒致痛艾叶温经治　外　室 养

解释：我的太太经络受寒导致疼痛，用艾叶温经治疗，在外屋休养。

（执医）

功效：散寒调经　　温经止血 外用祛湿止痒

口诀：寒　经艾叶温经治　外　　室　养

解释：寒袭经络，用艾叶温经治疗，在外屋休养。

应用：为温经止血之要药；妇科下焦虚寒或寒客胞宫之要药；安胎之要药

口诀：文静之妇，下焦虚寒→寒客胞宫→艾叶→安胎

解释：诊断文静的妇女下焦虚寒，寒邪来到了胞宫，快用艾叶安胎！

炮姜

功效：　　温中止痛 温经止血

口诀：炮将蚊　子痛 蚊　子血

解释：炮将蚊子打痛，蚊子出血了。

灶心土

功效：　　温中止血 止呕 止泻

口诀：灶心温　致蟹 直呕 直泻

解释：灶心的温度导致螃蟹直呕、直泻。

应用：为温经止血之要药

口诀：灶心温惊蟹

解释：炉灶中心的温度惊到了螃蟹。

第十二章　活血化瘀药

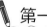 第一节　活血止痛药

川芎

功效：　　　活血行气　祛风止痛

口诀：川兄获　刑　娶疯子

解释：川兄获得刑罚，刑罚内容是娶疯子为妻。

应用：治妇科活血调经之要药；气滞血瘀诸痛证之要药；头痛之要药

口诀：妇和鲸、七只鱼住，头痛

解释：川兄的疯媳妇非要和鲸、七只鱼住在一起，令川兄头痛。

延胡索

功效：　　　活血　止痛　行气

口诀：沿湖索获　　通行

解释：在沿湖的索道上获得通行证。

应用：为活血行气止痛要药；善治一身上下诸痛

口诀：　伙　行　致　　　一身上下诸痛

解释：获得通行证后，小伙在通行时，不小心摔下，导致一身上下诸痛。

上篇　中药部分（据中药学和执业医师资格考试教材选取）

郁金

功效：　　　活血止痛　利胆退黄　清心凉血　行气解郁

口诀：遇金获　　桶　但退　　心凉　　其郁

解释：遇到金子，获得一桶，但要退回，心凉了，他很郁闷。

姜黄

（教材）

功效：活血行气　通经止痛

口诀：获鞋　去　通竟止通

解释：姜黄穿着获得的鞋去通过，竟然禁止他通过。

（执医）

功效：破血行气　通经止痛

口诀：破鞋　去　通竟止通

解释：姜黄穿着破鞋去通过，竟然禁止他通过。

【说明】口诀中的"去"是"气"的近似音。

乳香

功效：　　　消肿生肌　活血定痛

没药

功效：　　　消肿生肌　活血定痛

口诀：如想 没药 众生几 活 定痛

解释：如果想象没有药，众生还有几人能活！定会非常痛苦！

应用：乳香为外伤科要药

口诀：如想外伤要药

解释：如果想像受外伤，就需要药。

【说明】没药错读为 méi yào。

【注】没药在执业医师教材中为散瘀定痛，与中药学教材的活血定痛意义相同。

五灵脂

功效：活血止痛 化瘀止血

口诀：胡 同 遇只鞋老鼠屎

解释：胡同里遇到一只鞋，鞋上有老鼠屎。

应用：治疗瘀滞疼痛之要药

口诀：老鼠屎遇致桶

解释：遇到老鼠屎，就要把它放进垃圾桶。

【执业医师考试必备知识点】宜包煎。

【说明】口诀中的"胡"是"活"的近似音。

降香

功效： 化瘀止血 理气止痛

口诀：奖项预知学 历弃 桶

解释：演艺圈的奖项预知谁获得，可以先把学历扔进垃圾桶，因为演艺圈里学历并不是最重要的。

第二节 活血调经药

丹参

功效：活血祛瘀 凉血消痈 通经止痛 清心除烦

口诀：单身 遇凉 经 痛 心 烦

解释：单身的我遇凉后痛经了，很心烦。

应用：血瘀证要药

口诀：单身鳕鱼

解释：单身的我爱吃鳕鱼。

红花

功效：　　活血通经　散瘀止痛

口诀：红花伙　同鲸　鱼止通

解释：红花伙同鲸鱼阻止他人通行。

应用：跌打损伤瘀滞肿痛之要药

口诀：红花打伤致痛

解释：红花伙同鲸鱼阻止他人通行，被人打伤致痛。

西红花

功效：　　解郁安神　活血祛瘀　凉血解毒

口诀：西→西域有神

　　　红→红色活鱼

　　　花→花给两姐

桃仁

功效：　　活血祛瘀　润肠通便　止咳平喘

口诀：逃人活　　鱼　　变只　　船

解释：逃跑的人把活鱼变成一只船。

应用：为治多种瘀血阻滞病症的要药

口诀：多余阻止

解释：逃跑的人都可以把活鱼变成船，那谁也抓不住他啊，多余阻止他跑。

益母草

功效：活血调经　利尿消肿　清热解毒

泽兰

功效：活血调经 利水消肿　　　　祛瘀消痈

口诀：伙 挑井 水 一亩草 枯 泽兰 雨 拥

解释：小伙挑来井水却发现，一亩草已经枯萎了，泽兰和雨水拥抱着。

应用：益母草为妇科经产病要药

口诀：一亩草妇经铲

解释：一亩草，妇人经常铲它。

【执业医师考试必备知识点】益母草可治皮肤瘾疹。

牛膝

功效：补肝肾 逐瘀通经 利水通淋 引血下行 强筋骨

口诀：不敢伸 遇 井 水 饮 下 强劲

解释：牛的膝关节不敢拉伸，遇到井水饮下，变得强劲。

川牛膝

功效：　 通利关节 逐瘀通经 引血下行 利尿通淋

口诀：川牛理 解 诸鱼 精引 虾行 离尿桶

解释：川牛理解各位鱼精引导虾行走，使它离开尿桶。

鸡血藤

功效：　　　 调经止痛 活血补血 舒筋活络

口诀：鸡血疼跳井致痛 活血补血 竟活了

解释：鸡出血疼痛，因为跳井导致的，通过活血补血竟然活了。

应用：为妇科调经要药

口诀：鸡血疼妇跳井

解释：当时是妇女跳到井里救的鸡。

王不留行

（教材）

功效：　　　下乳消肿　活血通经　利尿通淋

口诀：王不留下汝　终获　桶竟　尿桶

解释：王不留下你，最终获得一个桶作为补偿，竟然是尿桶。

（执医）

功效：　　　下乳消痈　活血通经　利尿通淋

口诀：王不留下汝小佣　获　桶竟　尿桶

解释：王不留下你这个小佣人，获得一个桶作为补偿，竟然是尿桶。

月季花

功效：活血调经　疏肝解郁

口诀：活　调　　赶　郁月季花

解释：活着要有情调，赶走郁闷，种月季花。

凌霄花

功效：　　　凉血祛风　活血通经

口诀：凌霄花蟹　疯　或蟹　惊

解释：看到凌霄花会造成螃蟹疯，或者螃蟹惊。

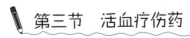

第三节　活血疗伤药

水蛭

功效：破血通经　逐瘀消癥

上篇　中药部分（据中药学和执业医师资格考试教材选取）

土鳖虫

功效：破血逐瘀 续筋接骨

口诀：水土两虫破诸鱼，土伤筋骨，水正捅鲸

解释：水土两条虫子要打败诸鱼，土虫伤了筋骨，水虫正在拿刀捅鲸鱼。

【说明】水蛭为破血消癥药。

马钱子

功效： 散结消肿 通络止痛

口诀：马子皆小　　骡子

解释：马的孩子都是小骡子。

应用：为伤科疗伤止痛要药

口诀：马子伤了直痛

解释：马的孩子受伤了，一直疼痛。

自然铜

功效：散瘀止痛 续筋接骨

口诀：善于治　　筋骨

解释：自然铜坚硬如筋骨，所以善于治疗筋骨病。

应用：为伤科要药

口诀：自然铜善于治骨，故为伤科要药

苏木

功效： 活血祛瘀 消肿止痛

口诀：树木获　　雨 笑　至痛

解释：树木获得雨水非常开心，笑到痛。

骨碎补

（教材）

功效：　　补肾强骨　活血疗伤止痛　外用消风祛斑

口诀：骨碎补身　骨活　　　　动外　　缝板

解释：骨头碎了就要补身子骨，想活动就去外科缝块钢板。

（执医）

功效：　　补肾强骨　活血止痛　外用消风祛斑

口诀：骨碎补身　骨活　　动外　　缝板

解释：骨头碎了就要补身子骨，想活动就去外科缝块钢板。

应用：伤科要药

口诀：骨头碎了去伤科就诊

血竭

功效：　　活血定痛　化瘀止血　生肌敛疮

口诀：学姐胡　　同　　遇只鞋　绳系　床

解释：学姐在胡同遇到一只鞋，鞋很干净，捡回来用绳系在床上。

应用：伤科及其他瘀滞痛证要药

口诀：学姐伤科治痛

解释：学姐在伤科上班，给人治疗疼痛。

儿茶

功效：　　清肺化痰　止血生肌　收湿敛疮　活血止痛

口诀：儿茶清　华　　之学生　　收拾　床活　　动

解释：儿子名叫茶，是清华大学的学生，他正在收拾床，准备出去活动。

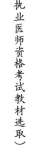

刘寄奴

功效：消食化积　散瘀止痛　破血通经　疗伤止血

口诀：　事　迹　遇　童　迫　童惊　疗伤止血

解释：刘寄奴的事迹：他上山遇妖童在捣药，迫使妖童惊慌逃走，他得到了仙药，用于自己的士兵疗伤止血。

应用：金疮要药

口诀：刘，寄奴：金疮药

解释：刘寄给奴家金疮药。

北刘寄奴

功效：通经止痛　凉血止血　活血祛瘀　清热利湿

口诀：北→京痛

　　　刘→凉致

　　　寄→活鱼

　　　奴→请食

解释：住在北京感觉很痛，原来刘先生是受凉所致，给他寄去活鱼，奴家把鱼做好请他吃。

 第四节　破血消癥药

莪术

功效：　　　　　破血行气　消积止痛

三棱

功效：　　　　　破血行气　消积止痛

口诀：鹅住　三棱跛　行其　小鸡志同

解释：鹅住在三棱，平时走路跛行，小鸡和它志同道合，因为小鸡走路也跛行。

【执业医师考试必备知识点】莪术和三棱孕妇禁用。

水蛭见第75页，与土鳖虫共同记忆法。

虻虫

功效：　　　　破血逐瘀　消癥散积

斑蝥

功效：　　　　破血逐瘀　消癥散结　　攻毒蚀疮

口诀：虻蝥两虫破　诸鱼消散　蝥工事

解释：虻蝥两条虫子要打败众鱼，最终消散了鱼群，蝥虫所建的工事立了大功。

穿山甲

功效：　　　　活血消癥　消肿排脓　通经下乳　搜风通络

口诀：穿山甲和蟹　争小排　　惊吓孺叟　乐

解释：穿山甲和蟹争夺小排骨，惊吓到了小孩儿，老叟乐了。

应用：为治产后乳汁不下之要药；疮疡肿痛之要药

口诀：馋猴：部下，让童

解释：馋猴说：部下们，别争了，把小排骨让给小孩童吧！原来穿山甲和蟹都是馋猴的部下。

上篇　中药部分（据中药学和执业医师资格考试教材选取）

第一节　温化寒痰药

半夏

（教材）

功效：　降逆止呕　消痞散结　燥湿化痰

口诀：扮侠你　殴　小痞三　　　十　瘫

解释：扮演大侠的你殴打了小痞，使他们三十人瘫痪。

（执医）

功效：　降逆止呕　消痞散结　燥湿化痰（外用）消肿止痛

口诀：扮侠你　殴　小痞三　　使他（外）　肿　痛

解释：扮演大侠的你殴打了小痞三人，使他们外表又肿又痛。

应用：为燥湿化痰、温化寒痰之要药；为止呕要药

口诀：扮侠使汉瘫，止殴

解释：扮演大侠的你可以把大汉打瘫，法制社会，要制止殴打，大家讲道理。

【执业医师考试必备知识点】治疗心下痞，梅核气。

天南星

功效：　　燥湿化痰　祛风止痉　散结消肿

口诀：南星找　他取　　经　解众

解释：南星找他取经，化解众生之苦。

【执业医师考试必备知识点】孕妇慎用。

胆南星

功效：　　息风定惊　清热化痰

口诀：南星　风　景　情　话

解释：南边流星划过，这样的风景适合说情话。

白附子

功效：祛风定惊　止痛　解毒散结　燥湿化痰

口诀：去　京　同　读　结　识　他

解释：去京城一同读书，从而结识了他——白附子。

芥子

功效：温肺豁痰利气　散结通络止痛

口诀：问妃和她一起　上街捅蒌子？捅

解释：芥子问王妃，是否和她一起上街捅蒌子？王妃回答：捅。

【执业医师考试必备知识点】治疗寒痰喘咳、悬饮、阴疽流注等。

皂荚

功效：　　散结消肿　祛痰开窍

口诀：皂三　　种　取它开瞧

解释：皂有三种，取来它开始瞧。

旋覆花

功效：　　　　行水　止呕　降气　消痰

上篇　中药部分（据中药学和执业医师资格考试教材选取）

口诀：旋浮花行水　止藕　将其　小坛

解释：旋浮花行走在水面，停止在藕旁，我将它放进小坛里。

【执业医师考试必备知识点】包煎。

白前

功效：降气　祛（消）痰　止咳

口诀：讲七　　　　堂　　课

解释：白前老师讲了七堂课。

猫爪草

功效：　解毒消肿　化痰散结

口诀：猫爪毒　重　划瘫三姐

解释：猫的爪子毒很重，划瘫了三姐。

 第二节　清化热痰药

川贝母

功效：　清热化痰　散结消痈　润肺止咳

浙贝母

功效：　清热化痰　散结消痈　止咳　解毒

口诀：贝母热　痰　结　痈　　咳川——润

　　　　　　　　　　　　浙（蜇）——毒

解释：贝贝的母亲有热痰，久而成结，继而成痈，不停的咳嗽。川为河流可润；被虫蜇会中毒。

瓜蒌

功效：清热涤痰 宽胸散结 润燥滑肠

口诀：清 涤 款兄 结 滑肠

解释：清涤瓜蒌，款待兄弟，结果兄弟们吃了后滑肠了。

【执业医师考试必备知识点】治疗胸痹，结胸。

竹茹

功效：清热化痰 除烦止呕

口诀：倾 花 烦 藕

解释：竹茹倾心花，厌烦藕。

应用：治胃热呕逆之要药

口诀：竹茹烦藕，因藕逆

解释：竹茹为什么烦藕，因为藕很叛逆。

【执业医师考试必备知识点】治疗妊娠恶阻。

竹沥

功效： 清热豁痰 定惊利窍

口诀：助理亲若获它 定睛一瞧

解释：助理医证。亲如果获得它，很了不起，大家都要定睛瞧瞧你。

【执业医师考试必备知识点】用法：内服 15 ~ 30mL，冲服。

【说明】口诀中的"若"是"热"的近似音。

天竺黄

（教材）

功效： 清热化痰 清心定惊

（执医）

功效： 清热豁痰 凉心定惊

口诀：天竺热 谈 心 经

解释：天竺人热烈的谈论着心经。

前胡

功效： 降气化痰 散风清热

口诀：前湖将去 探 山峰

解释：前湖将要去探望山峰。

桔梗

功效：利咽 排脓 宣肺 祛痰

口诀： 咽 能 选肺 祛痰

解释：把桔梗咽下去，它能选择肺脏，从而祛痰。

应用：为肺经气分病之要药

口诀：桔梗选肺肺竟气愤

解释：桔梗选肺，肺竟然很气愤。

胖大海

功效：清热润肺 润肠通便 利咽开音

口诀： 热 肥 肠 言开饮

解释：胖子大海在加热锅里的肥肠，说："准备开始喝酒。"

昆布

功效：消痰软坚散结 利水消肿

海藻

功效：消痰软坚散结　利水消肿

口诀：小探员　　接礼　笑　可不　害臊

解释：小探员接到礼物就笑了，可不害臊了。

黄药子

功效：　化痰散结消瘿　清热凉血解毒

口诀：黄药花坛散→小婴→请　两　姐

解释：黄药师在花坛散步捡到小婴儿，请两个姐姐照顾。

应用：为治痰火互结所致瘿瘤之要药

口诀：黄药他获婴

解释：黄药师获得小婴儿。

海蛤壳

功效：　　清热化痰　制酸止痛　软坚散结　外用收湿敛疮

口诀：海哥青　花坛　制酸　桶　软坚？　　外　失联

解释：问海哥："青花瓷的坛子和制作酸菜的桶，哪个软？哪个坚硬？"海哥回答不上来，跑到外面失联了。

海浮石

功效：清肺化痰　软坚散结　利尿通淋

口诀：轻　弹　软坚　　　　　拎

解释：海浮石，用手轻轻的弹一下，看看是软，还是坚硬，然后拎起来。

瓦楞子

功效：　　　消痰化瘀　制酸止痛　软坚散结

口诀：楞子小痰　盂　制酸　桶　软坚

上篇　中药部分（据中药学和执业医师资格考试教材选取）

解释：愣子不清楚小痰盂和制作酸菜的桶哪个软、哪个坚硬。

礞石

功效：坠痰下气 平肝镇惊

口诀：坠坛下七 瓶感震惊

解释：礞石坠到坛子下面，七个瓶子感到震惊。

📝 第三节　止咳平喘药

苦杏仁

功效：降气止咳平喘 润肠通便

口诀：将去 客船 厂

解释：苦杏将要去客船厂上班。

应用：为治咳喘要药

口诀：苦杏为制客船

解释：苦杏去客船厂就是为了制造客船。

【执业医师考试必备知识点】用法：宜打碎入煎，生品入煎后下。使用注意：婴儿慎用。

紫苏子

功效：降气化痰 润肠通便 止咳平喘

口诀：讲话 常 咳喘

解释：苏子讲话时常咳喘。

百部

功效：　润肺下气 止咳 杀虫灭虱

口诀：百步刃飞下去　　可 杀虫灭虱

解释：百步之内，刃飞下去可以杀虫灭虱。

【执业医师考试必备知识点】治疗新久咳嗽，顿咳，肺痨咳嗽。

款冬花

功效：　　　　　　　润肺下气 化痰止咳

紫菀

功效：　　　　　　　润肺下气 止咳化痰

口诀：款冬花 紫碗 飞下去 磕花坛

解释：画着款冬花的紫色碗飞了下去，磕到了花坛上。

马兜铃

功效：　　清肺降气 止咳平喘 清肠消痔

口诀：马督领肥将　　咳 喘 经常 治

解释：马督领是个肥胖的大将，他总是咳喘，经常治疗。

青木香

功效：行气止痛 解毒消肿

口诀：行乞稚童 姐肚笑肿

解释：青木香乞讨幼童，姐肚子都笑肿了。

天仙藤

功效：理气祛湿 活血止痛

口诀：离奇趣事 伙学　通天仙腾

解释：离奇趣事，小伙学通了天仙腾云驾雾的法术。

枇杷叶

功效： 清肺止咳 降逆止呕

口诀：琵琶青　稞 奖你 偶

解释：将琵琶和青稞奖励给你和我。

桑白皮

功效： 利水消肿 泻肺平喘

葶苈子

功效： 行水消肿 泻肺平喘

口诀：上皮 艇 水 中 鞋飞平川

解释：上皮艇在水中玩，结果鞋甩飞到了平川。

【执业医师考试必备知识点】桑白皮治疗肺热咳喘，水肿。葶苈子治疗痰涎壅盛，喘息不得平卧，水肿。

白果

（教材）

功效：收涩止带 缩尿 敛肺定喘

口诀： sir纸袋 缩鸟 练飞 喘

解释：白果先生的纸袋里蜷缩着一只鸟，它练习飞行累的有点喘。

（执医）

功效：止带缩尿 敛肺定喘

口诀：纸袋缩鸟 练飞 喘

解释：白果的纸袋里蜷缩着一只鸟，它练习飞行累的有点喘。

银杏叶

功效：敛肺平喘　化浊降脂　活血化瘀　通络止痛

口诀： 飞　船　 捉 只 活　 鱼　落 桶

解释：银杏在飞船里捉的那只活鱼掉落到桶里。

矮地茶

功效： 化痰止咳　清利湿热　活血化瘀

口诀：矮的他　可　里饰　　鞋化郁

解释：个矮的他可以穿里面带修饰的鞋（内增高）化解郁闷。

洋金花

功效： 平喘止咳　解痉定痛

口诀：洋花瓶　子磕　姐颈定痛

解释：洋花瓶子磕到姐的脖子，一定很痛。

第十四章 安神药

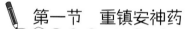

第一节 重镇安神药

朱砂

功效： 安神 明目 解毒 清心镇惊

口诀：猪杀俺婶　目　　睹　心　惊

解释：猪被杀了，俺婶亲眼目睹，内心惊恐。

应用：为清心、镇惊安神之要药

口诀：猪杀心惊俺婶要药

解释：猪被杀了，内心惊恐的俺婶连忙说："快给我拿药！"

【执业医师考试必备知识点】用法用量：不宜入煎剂，只宜入丸、散服，每次 0.1 ~ 0.5g。使用注意：忌火煅。

磁石

功效：聪耳明目 纳气平喘 平肝潜阳 镇惊安神

口诀：从　命　拿起瓶　　潜洋　诊鲸　身

解释：磁石听从命令，拿起氧气瓶，潜入海洋，诊查鲸鱼身体。

龙骨

（教材）

功效：收敛固涩 镇惊安神 平肝潜阳

口诀：收敛　　真　身　　潜洋

解释：龙骨收集起来，真身则潜入海洋。

（执医）

功效：收敛固涩 镇惊安神 平肝潜阳 收湿敛疮

口诀：收敛　　真　身　　潜洋　失联

解释：龙骨收集起来，真身则潜入海洋，失联了。

【执业医师考试必备知识点】先煎，收敛固涩宜煅用。

琥珀

功效：活血散瘀 利尿通淋 镇惊安神

口诀：活　三　　鸟　　震惊俺

解释：琥珀里活着三只鸟，这事震惊了俺。

【执业医师考试必备知识点】用法：不入煎剂。

第二节　养心安神药

酸枣仁

功效：养心益肝 生津 敛汗 宁心安神

口诀：酸枣、心肝、津敛、心安

应用：养心安神要药

口诀：枣仁酸，养心安

柏子仁

功效：　润肠通便　养心安神　止汗

口诀：白字常　　让信　深　直汗

解释：白字：错字。错字常让信的内容变深奥，看的直流汗。

灵芝

功效：补气安神　止咳平喘

口诀：补其　身　治可　痉

解释：灵芝在影视剧中的功效是补养身体，治病都可痊愈。

首乌藤

功效：祛风通络　养血安神

口诀：首藤→手疼→疼疯了→血身

解释：手疼的快疯了，血流了一身。

合欢皮

功效：解郁安神　活血消肿

口诀：姐遇俺婶　获些小种

解释：合欢姐遇到俺婶，获得一些小种子。

应用：悦心安神要药

口诀：合家欢，悦心安

远志

（教材）

功效：安神益智　消散痈肿　祛痰开窍　　交通心肾

口诀：安　逸致　　臃肿 去谈开窍远志交通

解释：安逸导致肥胖，去找他谈谈，他开窍了，有了远大志向，当交通员。

（执医）

功效：消肿 安神益智 祛痰　　交通心肾

口诀：　总 安　逸　去谈远志心甚绞痛

解释：他总是很安逸，我去找他谈远大的志向，结果气的我心十分绞痛。

【执业医师考试必备知识点】胃溃疡、胃炎者慎用。

第十五章 平肝息风药

 第一节 平抑肝阳药

石决明

功效：平肝潜阳　　　清肝明目

口诀：石→潜洋　决明→请肝明目

解释：石头潜入海洋；决定明目的是肝，所以要请肝明目。

应用：为平肝凉肝之要药

口诀：石→潜阳→平肝；决明→清肝→凉肝

【执业医师考试必备知识点】用法：打碎先煎。平肝、清肝宜生用，外用点眼宜煅用、水飞。

珍珠母

功效：平肝潜阳　安神定惊　明目退翳

口诀：　　潜洋　俺　定睛　　目　一　珍珠母

解释：潜到海洋底，我定睛看到一个珍珠母。

牡蛎

功效：潜阳补阴　软坚散结　重镇安神　收敛固涩　制酸止痛

口诀：潜洋捕牡蛎软坚　　　重　按　手　骨　　　酸痛

解释：潜到海洋底捉牡蛎，它是软还是坚硬呢？重按后导致手骨酸痛。

紫贝齿

功效：清肝明目　平肝潜阳　镇惊安神

口诀：　干　母　　钱　　竟安　紫贝齿

解释：干妈有钱，竟安装上了紫贝做的牙齿。

代赭石

功效：重镇降逆　平肝潜阳　凉血止血

口诀：中　奖　　　牵羊　两　只

解释：赭石中奖了，可以牵走两只羊。

应用：为重镇降逆之要药

口诀：赭石中奖

刺蒺藜

（教材）

功效：明目　止痒　平肝疏肝　活血祛风

口诀：　母　羊　　赶树干　活蟹娶蜂刺激了

解释：母羊被赶到了树干上，活蟹娶了蜜蜂，如此荒诞是因为它们都受刺激了。

（执医）

功效：平肝解郁　活血祛风　明目　止痒

口诀：　敢　于　雪　峰　牧　羊刺激

解释：敢于在积雪的山峰上放羊，太刺激了。

应用：为祛风明目之要药

口诀：去墓刺激

解释：去墓地，很刺激。

罗布麻叶

功效： 平肝安神 清热利水

口诀：萝卜平 安 若 水

解释：萝卜象征着平安如水。

 第二节 息风止痉药

羚羊角

（教材）

功效： 清肝明目 平肝息风 清热解毒

口诀：洋教倾 慕评 戏 青 姐

解释：洋教师倾慕唱评戏的年青姐姐。

（执医）

功效： 清肝明目 平肝息风 散血解毒

口诀：洋教倾 慕评 戏 三学姐

解释：洋教师倾慕唱评戏的三学姐。

应用：为治肝风内动、惊痫抽搐之要药

口诀：感动、嫌丑

解释：唱评戏的姐姐知道后很感动，但嫌弃洋教师长得丑。

【执业医师考试必备知识点】用法用量：煎服，1～3g，宜单煎2小时以上。

牛黄

功效：开窍醒神 清热解毒 凉肝息风 清心豁痰

口诀： 跷 身 清 洁 凉 席 和 毯

解释：牛黄直起身来清洁凉席和毯子。

【执业医师考试必备知识点】用法用量：入丸、散，每次 0.15 ~ 0.35g。

珍珠

功效：明目消翳 润肤祛斑 安神定惊 解毒生肌

口诀：名　义　富区　安身　竟　肚饥

解释：珍珠名义上在富区安身，实际竟然肚子经常饥饿。

钩藤

功效：清热平肝　息风定惊

口诀：请　凭干　系购藤

解释：请凭关系购买藤。

【执业医师考试必备知识点】用法：后下。

天麻

功效：平抑肝阳 祛风通络 息风止痉

口诀：　一　羊 娶　　了 媳妇　　天马

解释：一只羊娶了媳妇，媳妇是天马。

应用：治眩晕头痛之要药

口诀：天马选晕头

解释：天马竟然嫁给了一只羊？天马一定是选郎君选晕头了。

地龙

功效：清热定惊 通络 平喘 利尿

口诀：情　定　　了 川　鸟

解释：地龙情定了山川里的鸟。

全蝎

功效：通络止痛 息风镇痉 攻毒散结

蜈蚣

功效：通络止痛 息风镇痉 攻毒散结

口诀：同骡子 喜风 景 共度三节

解释：全蝎、蜈蚣和骡子都喜欢这的风景，共度了三个季节。

应用：全蝎治痉挛抽搐之要药

口诀：全蝎 竟瞅

解释：喜风景，全蝎竟瞅了。

【执业医师考试必备知识点】用法用量：全蝎：煎服，3～6g。蜈蚣：煎服，3～5g。全蝎和蜈蚣使用注意：孕妇禁用。

僵蚕

功效：息风止痉 祛风止痛 化痰散结

口诀：媳妇 竟将蚕封 桶 坛三节

解释：媳妇竟然将蚕封在桶和坛里三个季节。

麝香

功效：　　活血通经　开窍醒神　消肿止痛

口诀：设想获　桶晶　瞧醒神　笑　致痛

解释：设想获得一桶水晶，瞧着多醒神，保证笑到痛。

应用：醒神回苏之要药

口诀：设想水晶醒神会俗

解释：设想看到水晶就说醒神，会感觉俗气。

【执业医师考试必备知识点】有催生下胎之效。使用注意：孕妇禁用。用量：每次 0.03 ~ 0.1g。不宜入煎剂。

冰片

功效：　　清热止痛　开窍　醒神

口诀：冰→清热→桶→开敲→醒婶

解释：冰能清热，装一桶，开始敲打冰，惊醒了婶。

【执业医师考试必备知识点】用法用量：入丸散，每次 0.15 ~ 0.3g。

苏合香

（教材）

功效：开窍醒神　辟秽　止痛

口诀：　敲醒身　会　痛

解释：苏合香敲醒身体会痛。

（执医）

功效：开窍 辟秽 止痛

口诀： 敲　　会　痛

解释：苏合香，敲它会痛。

应用：为治面青、身凉、苔白、脉迟之寒闭神昏的要药

口诀：面青、身凉→白痴→还昏

解释：苏合香会痛到面青、身凉，变成白痴，最后还昏了。

【执业医师考试必备知识点】用法用量：入丸散，每次0.3 ~ 1g。

安息香

功效：开窍辟秽 行气活血 止痛

口诀：　峭壁　　行七　蟹　　同安息

解释：悬崖峭壁上行走的七只螃蟹一同入睡。

石菖蒲

（教材）

功效： 开窍豁痰 醒神益智 化湿和胃

口诀：食谱瞧 它 醒神 芝 士何味

解释：食谱！瞧它很醒神，芝士是什么味道？

（执医）

功效： 开窍豁痰 醒神益智 化湿开胃

口诀：食谱瞧 它 醒神 芝 士开胃

解释：食谱！瞧它很醒神，我先点些芝士开开胃。

【执业医师考试必备知识点】治噤口痢。

第十七章 补虚药

第一节 补气药

人参

功效： 补脾益肺 生津养血 安神益智 大补元气 复脉固脱

口诀： 皮衣 金 靴 按 一 元 卖故脱

解释：有人把皮衣、金靴，按一元钱的价格售卖，所以脱销了。

应用：为补脾气；拯危救脱之要药

口诀：补皮七，拯救脱

解释：补充皮衣七件，用来拯救脱销。

【执业医师考试必备知识点】红参偏于补阳，生晒参偏于补气生津、安神。

西洋参

功效： 清热生津 补气养阴

口诀：西洋参，清热 津，补气 阴

党参

功效： 健脾益肺 养血生津

口诀：当剑劈 匪 邪 尽

解释：当剑劈向匪徒时，邪恶终将死亡。

【执业医师考试必备知识点】可与解表药或攻里药同用，以扶正祛邪。

太子参

功效：益气健脾 生津润肺

口诀：遗弃剑 竟认匪

解释：太子遗弃了宝剑，竟然认了匪徒。

黄芪

（教材）

功效：益卫固表 托毒排脓 行滞通痹 补气升阳 利水消肿 生津养血 敛疮生肌

口诀：一位 拖犊 农 行至 壁 补七升 水 省劲仰歇 怜 生计

解释：一位拖着小牛的农民行走到戈壁，喝了七升水，为了省劲仰面歇息，真怜悯他的生活。

（执医）

功效：固表止汗 补气升阳 利水消肿 托疮生肌

口诀： 表 汗 补七升 水 创生机

解释：黄芪肌表流了太多的汗，补充了七升水，创造了一线生机。

应用：补益脾气之要药；气虚水肿之要药

口诀：不脾气，其虚，水肿

解释：黄芪性格好，不易发脾气，他身体有点虚，还有水肿（水喝多了）。

白术

功效：（益）补气健脾　安胎　燥湿利水　止汗

口诀：　　　　七剑劈白猪抬　早市里　　直汗

解释：七剑劈白猪，抬到早市里，累的直流汗。

应用：为补气健脾要药

口诀：七剑劈白猪

山药

（教材）

功效：　　益气养阴　补脾肺肾　固精止带

口诀：山腰一起　饮　　啤肥身　古井

解释：在山腰一起喝啤酒，一个肥胖身体的朋友喝醉了，掉进古井。

（执医）

功效：　　补肾涩精　补脾养胃　生津益肺

口诀：山腰不慎 sir　布匹　围　巾　飞

解释：爬山爬到山腰时，不慎，先生的布匹和围巾随风飞走。

白扁豆

功效：健脾化湿　和中消暑　解毒

口诀：　批　示　盒中小鼠　解肚白扁豆

解释：批示在盒中的小鼠，解决肚子饥饿可以吃白扁豆。

甘草

功效：缓急止痛　清热解毒　调和诸药　祛痰止咳　补脾益气

口诀：患疾　痛　哭　跳河　去谈之　不脾　气

解释：甘草得病了，它痛哭后想跳河，快去找它谈谈，让它不要发脾气。

大枣

功效： 补中益气 养血安神

口诀：大早不种 其 仰歇安神

解释：大清早不种地，他仰面歇息，安神便是睡着了。

刺五加

功效：补肾安神 益气健脾

口诀：不慎俺 一 剑 刺甲

解释：不慎，俺一剑刺在了盔甲上。

绞股蓝

功效：益气健脾 清热解毒 化痰止咳

口诀：一 舰搅乱 六 坦 克

解释：一艘军舰搅乱了六辆坦克。

红景天

功效：益气 活血 通脉 平喘

口诀：遗弃 活蟹 同卖 串

解释：红和景天遗弃了活蟹，一同卖串。

沙棘

功效： 活血祛瘀 健脾消食 止咳祛痰

口诀：杀鸡豁 鱼 煎 食 客去

解释：杀鸡、豁鱼、煎食物，因为有客人要去。

饴糖

功效：缓急止痛 补中益气　　润肺止咳

口诀：患　　童　总　泣—糖认　　可

解释：患病的儿童总哭，给他一块糖就会得到认可，就不哭了。

蜂蜜

功效：　润燥 补中 解毒 止痛 外用生肌敛疮

口诀：蜜蜂早　中　肚 子痛外　击　窗

解释：蜜蜂早上和中午肚子痛，在外面击打窗户。

 ## 第二节　补阳药

鹿茸

功效：　　益精血 调冲任 托疮毒 强筋骨 补肾壮阳

口诀：鹿易惊　冲　　闯　　故　慎　养

解释：鹿容易受惊，横冲直闯，所以谨慎喂养。

应用：为温肾壮阳、补督脉、益精血之要药

口诀：鹿撞羊，督一惊

解释：鹿撞了羊，总督一惊。

【执业医师考试必备知识点】使用注意：从小量开始，缓缓增加，不可骤用大量。

紫河车

功效：益气养血　　　温肾补精

口诀：一起　学自行车稳身不惊

上篇　中药部分（据中药学和执业医师资格考试教材选取）

解释：一起学骑自行车，稳住身体就不会惊慌。

【执业医师考试必备知识点】可治虚劳羸肝气不舒瘦，不孕少乳。

巴戟天

功效：　　　　补肾阳　祛风湿　强筋骨

仙茅

功效：　　　　补肾阳　祛寒湿　强筋骨

淫羊藿

功效：　　　　补肾阳　祛风湿　强筋骨

口诀：八 仙 人 捕神羊 去 食 强筋骨

解释：八仙人捕获一只神羊，去吃可以强壮筋骨。八仙人 = 巴戟天 仙茅 淫羊藿。

【执业医师考试必备知识点】淫羊霍：治疗肾阳虚衰，阳痿遗精。巴戟天：治疗宫冷不孕，月经不调。仙茅：祛寒湿。

胡芦巴

功效：　　　温肾助阳　散寒止痛

口诀：葫芦爸纹身 样 孩 童

解释：葫芦爸有纹身，模样像孩童。

杜仲

功效：　安胎　补肝肾　强筋骨

口诀：肚中胎 不敢伸 筋骨

解释：肚中有胎儿，所以不敢伸直筋骨。

续断

功效：止崩漏　补肝肾　强筋骨　续折伤

口诀：　嘣　　感身　　筋骨　　折伤断

解释：嘣的一声，感觉身上的筋骨折伤断了。

肉苁蓉

功效：补肾阳　益精血　润肠通便

锁阳

功效：补肾阳　益精血　润肠通便

口诀：肉苁蓉　锁阳，肾阳　精血　肠

补骨脂

（教材）

功效：　　　固精缩尿　补肾壮阳　温脾止泻　纳气平喘

（外）消风祛斑

口诀：不顾止姑锁　　沈阳　皮　鞋　拿起　穿　　笑　去斑

解释：不顾制止，姑姑锁着的"沈阳"牌皮鞋拿起就穿，笑着就去了班级。

（执医）

功效：　　　补肾助阳　温脾止泻　纳气平喘　外用消风祛斑

口诀：不顾止沈　阳　皮　鞋　拿起　穿　　笑　去班

解释：不顾制止，沈阳的皮鞋他拿起就穿，笑着去了班级。

【执业医师考试必备知识点】外用治白癜风。

益智仁

功效： 暖肾固精缩尿 温脾止泻摄唾

口诀：一只暖身孤 鸟 闻皮 鞋 唾

解释：一只暖和身体的孤鸟闻了闻皮鞋，向里吐了口唾沫。

菟丝子

功效：明目 固精缩尿 补益肝肾 止泻 安胎 外用消风祛斑

口诀： 母兔子古井缩 不 敢伸 知携 胎外 小蜂去伴

解释：母兔子在古井里蜷缩着，不敢伸展，知道它携带了胎儿，外面的小蜜蜂去陪伴它。

【执业医师考试必备知识点】外用治白癜风。

沙苑子

功效： 补肾助阳 养肝明目 固精缩尿

口诀：沙子不慎 扬 目 故 缩

解释：沙子不小心扬到眼睛里，所以蜷缩起来。

蛤蚧

功效： 补肺益肾 纳气定喘 助阳益精

口诀：哥姐肥 身 气 喘 让医惊

解释：哥哥和姐姐都有肥胖的身体，动一动就气喘吁吁，让医生很吃惊。

核桃仁

功效： 温肺 润肠 补肾

口诀：核桃 闻非　常 补身

解释：听说吃核桃非常补养身体。

冬虫夏草

功效：　补肾益肺　　止血化痰

口诀：冬虫身 飞　夏草植 花坛

解释：冬虫身体会飞，夏草种植在花坛。

韭菜子

功效：　壮阳固精　温补肝肾

口诀：九子装　故竟 为不干事

解释：九子装死，竟然是为了不干事。

阳起石

功效：　　温肾壮阳

口诀：阳起时温　壮羊

解释：太阳升起的时候，温暖了强壮的羊。

紫石英

功效：　温肺平喘 温肾暖宫 镇心安神

口诀：紫石飞　船 温　暖宫 真心安

解释：紫石飞船上很温暖，本宫真的很心安。

海狗肾

功效：　　暖肾壮阳　益精补髓

口诀：海狗暖身　阳 一鲸　随

解释：海狗暖和身体晒太阳，一条鲸鱼伴随他。

海马

功效：温肾壮阳 散结消肿

口诀：闻身壮　皆笑

解释：听说海马的身体很强壮，大家都笑了。

哈蟆油

功效：　补肾益精 养阴润肺

口诀：蛤蟆深　井样　　肥

解释：蛤蟆住在深井里，样子肥胖。

 第三节　补血药

当归

功效：　调经止痛 润肠通便 补血活血

口诀：当龟跳井致痛　　　便捕　获

解释：当乌龟跳进井里，导致疼痛，便被捕获。

应用：妇科调经止痛之要药；补血活血之要药

口诀：当龟跳井，妇跳井，捕获

解释：当乌龟跳进井里，妇女也跳到井里，去捕获乌龟。

熟地黄

功效：　补血滋阴 益精填髓

口诀：熟弟补血　饮　鲸　髓

解释：熟弟为了补血，饮下鲸鱼骨髓。

应用：治疗血虚证；肝肾阴虚证之要药

口诀：熟地血虚，干甚虚

解释：熟弟因为血虚，所以干什么事都虚弱。

【执业医师考试必备知识点】使用注意：气滞痰多、脘腹胀痛、食少便溏者忌服。

白芍

功效：平抑肝阳　敛阴止汗　养血调经　柔肝止痛

口诀：　一　羊脸　　汗羊　　竟肉　　痛

解释：白芍看到一只羊脸上在流汗，问其原因，羊竟然说自己肉痛。

阿胶

功效：　　补血　滋阴　润燥　止血

口诀：阿娇不学　字因　　造　纸鞋

解释：阿娇不学写字，因为所有精力都要用于制造纸鞋。

应用：补血要药；止血要药

口诀：阿娇不学，制鞋

解释：阿娇不学习，因为要制鞋。

【执业医师考试必备知识点】烊化兑服。

何首乌

功效：制：补肝肾　乌须发　化浊降脂　益精血　强筋骨
生：解毒　截疟　润肠通便　消痈

口诀：　　　感婶　　发　　　质已经　　强
姐　姐　　常　　用

解释：用了何首乌，感觉婶的发质已经变强了，姐姐也常用。

龙眼肉

功效：补益心脾 养血安神

口诀：不 信皮 羊蟹 身

解释：龙眼肉？我不信，明明皮是羊的，身体是螃蟹的。

 第四节 补阴药

北沙参

功效：养阴清肺 益胃生津

南沙参

功效：养阴清肺 益胃生津　　益气 化痰

口诀：杨　妃　围 巾 被杀 遗弃 花坛 男杀

解释：杨妃戴着围巾被杀，尸体遗弃在花坛，官府怀疑凶手是个男人。

百合

功效：　养阴润肺 清心安神

口诀：百合养　肥 请 俺婶

解释：想把百合花养的茁壮，那得请我婶来。

麦冬

（教材）

功效：养阴润肺 益胃生津 清心除烦

口诀：因 肥一　斤 心 烦

解释：麦冬因为又肥胖了一斤而心烦。

（执医）

功效：养阴生津 润肺清心

口诀：麦引 进 冬费 心

解释：麦子是国外引进的，冬天要费心养护。

天冬

功效： 养阴润燥 清肺生津

口诀：冬天因 燥 费津

解释：天冬——冬天，冬天因为空气干燥，所以会浪费津水。

石斛

功效： 滋阴清热 益胃生津

口诀：石壶自饮请 卫生

解释：石壶是自饮用的，请注意卫生。

玉竹

功效：养阴润燥 生津止渴

口诀： 因 燥玉竹 渴

解释：因为干燥，玉竹渴了。

黄精

功效：补气养阴 健脾 益肾 润肺

口诀： 其 饮 啤一身 肥

解释：黄精正在喝啤酒，他很胖，一身肥肉。

墨旱莲

功效： 滋补肝肾 凉血止血

上篇 中药部分（据中药学和执业医师资格考试教材选取）

女贞子

功效： 滋补肝肾 明目乌发

枸杞子

功效： 滋补肝肾 益精明目

口诀：旱莲 女子 狗子 不干甚 旱莲 两枝 女子 明目 乌发 狗子 已经瞑目

解释：旱莲、女子和她养的狗，一天什么也不干。旱莲还剩两枝，女子有双明亮的眼睛和乌黑的头发，狗已经死了。

【执业医师考试必备知识点】女贞子用法：黄酒拌后蒸。

桑椹

功效： 生津 润燥 滋阴补血

口诀：桑婶今 早资 学

解释：桑婶今天早上资助了学生。

黑芝麻

功效： 补肝肾 润肠燥 益精血

口诀：嘿芝麻干甚 开门（开肛门，润肠燥）易 学

解释：嘿！芝麻是干什么的？芝麻开门，功效很容易学。

龟甲

功效： 滋阴潜阳 益肾强骨 养血补心 固经止崩

口诀：龟甲自认谦让 易胜 故 仰歇不醒 崩

解释：乌龟第一的故事（龟兔赛跑），兔子自认谦让乌龟也容易胜利，所以仰面歇息熟睡不醒，最后输了，崩溃了。

【执业医师考试必备知识点】用法：先煎，砂炒醋淬。

鳖甲

功效：滋阴潜阳　软坚散结　退热除蒸

口诀：　阴　阳　软坚　　　　出征

解释：鳖甲当盔甲，有女版（阴）、男版（阳）、有软的、有坚硬的，都是出征用的。

应用：治阴虚发热之要药

口诀：鳖甲因需发

解释：鳖甲因每人不同的需求而下发。

【执业医师考试必备知识点】治疗久疟疟母。用法：先煎，砂炒醋淬。

楮实子

功效：　　补肾　清肝明目　利尿

口诀：储石子婶　赶鸣　　鸟

解释：储蓄石子，因为婶子要用它驱赶鸣叫的鸟。

上篇　中药部分（据中药学和执业医师资格考试教材选取）

第十八章　收涩药

 第一节　固表止汗药

麻黄根

功效：　　　　　固表止汗

口诀：麻黄跟姑　至韩

解释：麻黄跟姑到了韩国。

应用：为敛肺固表止汗之要药

口诀：麻黄跟恋、姑至韩

解释：麻黄跟恋人、姑姑到了韩国。

浮小麦

功效：　　　固表止汗　益气　除热

口诀：小麦姑　直喊　仪器　出热

解释：小麦姑一直喊：仪器出现发热的情况了。

糯稻根

功效：固表止汗　益胃生津　退虚热

口诀：　表　汗　以为　劲　忒虚了

解释：糯稻肌表在流汗，以为很有劲，实际忒虚了。

第二节 敛肺涩肠药

五味子

功效：收敛固涩 益气生津 补肾宁心

口诀：练鼓 一起 进 步婶宁心

解释：五位孩子练习打鼓，一起进步，婶看到了很安心。

应用：为治疗久咳虚喘之要药

口诀：五子练鼓，久，需喘

解释：五位孩子练习打鼓，打久了需要喘喘气。

乌梅

功效：涩肠 生津 敛肺 安蛔

口诀：乌梅 sir 常 津 飞 安徽

解释：乌梅先生常从天津飞到安徽。

【执业医师考试必备知识点】炒炭后，治疗崩漏，便血；外敷消疮毒，治胬肉外突、头疮。

五倍子

功效：收湿敛疮 敛肺降火 敛汗 止血 涩肠止泻 固精止遗

口诀：五被子十 床 肥将 连喊 致谢 厂址谢 敬意

解释：捐赠五条被子，十张床，肥胖的大将感动，连喊致谢！还要到厂址去感谢，表达敬意。

罂粟壳

功效：敛肺 止痛 涩肠

上篇 中药部分（据中药学和执业医师资格考试教材选取）

口诀：婴肺　同　肠

解释：婴儿患病大多就是肺病和肠病。

诃子

功效：　　敛肺止咳 涩肠止泻 降火利咽

口诀：和子练　字可 sir 只写　火　焰

解释：和孩子练习写字，可先生只写火焰二字。

应用：治失音要药

口诀：和子失音

解释：和孩子讲道理，累到失音。

石榴皮

功效：涩肠止泻 止血 杀虫

口诀：sir 常　　治蟹 杀虫

解释：石榴先生经常治疗螃蟹，杀死虫子。

肉豆蔻

功效：　涩肠止泻 温中行气

口诀：肉豆肠子　闻　腥气

解释：用肉和豆子做成的肉肠子闻起来有腥气味。

应用：治虚寒性泻痢之要药

口诀：吃肉豆肠虚汗 泻痢

解释：吃完肉豆肠开始冒虚汗，然后泻痢了。

赤石脂

（教材）

功效：收敛止血 涩肠止泻 敛疮生肌

禹余粮

功效：收敛止血　涩肠止泻　止带

口诀：熟　　蟹　尝　蟹　吃十只　创纪　余粮　纸袋

解释：见到熟蟹，要尝尝蟹，吃了十只创造纪录，余粮则装进纸袋。

赤石脂

（执医）

功效：涩肠　生肌敛疮　止血

口诀：sir 常　　机　床　制鞋

解释：赤石先生常在机床上制鞋。

 第三节　固精缩尿止带药

山茱萸

（教材）

功效：补益肝肾　收涩固脱

（执医）

功效：补益肝肾　收敛固脱

口诀：　　感身　瘦　骨山煮鱼

解释：感觉身体瘦如骨，山上煮鱼补一补。

应用：平补阴阳之要药；固精止遗之要药；防止元气虚脱之要药

口诀：山煮鱼，补阴阳，固精遗，防元脱

覆盆子

功效：益肾　固精　缩尿　养肝　明目

口诀：一神　　经　　鸟仰　　慕盆子

解释：一只神经兮兮的鸟仰慕盆子。

桑螵蛸

功效：补肾助阳　固精缩尿

口诀：　煮羊　惊鸟

解释：桑螵蛸竟敢煮羊，这件事惊吓到了鸟。

海螵蛸

功效：　涩精止带　收湿敛疮　收敛止血　制酸止痛

口诀：海啸惊　呆　手　脸撞　手脸　血　致酸　痛

解释：海啸来了，先是惊呆，然后快跑，手脸撞到流血，导致酸痛。

金樱子

功效：　固精缩尿　涩肠止泻　固崩止带

口诀：金鹰惊　鸟　肠子泻　绷　带

解释：金鹰惊到了鸟，鸟肠子泻，快拿绷带。

莲子

功效：益肾固精　补脾止泻　止带　养心安神

口诀：衣裳古镜　皮　鞋　纸袋　心安

解释：莲子将衣裳、古镜、皮鞋装进纸袋，这样就心安了。

芡实

功效：　益肾固精　除湿止带　补脾止泻

口诀：钱氏深谷　　湿　带　皮鞋

解释：钱氏发现深谷潮湿，所以带了一双皮鞋。

刺猬皮

功效：　化瘀止痛　固精缩尿　收敛止血

口诀：刺猬遇　痛　惊缩　收敛　些

解释：刺猬遇到疼痛会惊恐的蜷缩，行动也会收敛一些。

椿皮

功效：清热燥湿　止泻　收涩止带　止血

口诀：青　时　懈　　怠　止学蠢

解释：年青时松懈懒惰，不学习就是蠢。

鸡冠花

功效：　收敛止带　止血　止痢

口诀：机关收三职（三止）带　学　历

解释：机关招收三个职位，请带着学历来应试。

第十九章 涌吐药

常山

功效：涌吐痰涎　截疟

口诀：　吐痰　　皆捏

解释：常山吐痰了？都是捏造的。

应用：治疟疾之要药

口诀：常山捏急

解释：常山因为别人捏造吐痰这件事急了。

甜瓜蒂

功效：祛湿退黄　涌吐痰食

口诀：去　　黄瓜地吐痰

胆矾

功效：祛腐蚀疮　涌吐痰涎　解毒收湿

口诀：去府时　　吐痰　　姐　收拾

解释：胆矾去王府的时候吐了口痰，姐姐急忙收拾。

藜芦

功效：涌吐风痰　杀虫

口诀：用土封坛　杀虫

解释：藜芦用土封住坛子，坛子里面的虫子就死了。

第二十章　攻毒杀虫止痒药

雄黄

功效：　　燥湿祛痰　截疟　解毒杀虫

口诀：雄黄早去　　捏　毒虫

解释：雄黄早上去捏死有毒的虫子。

【执业医师考试必备知识点】使用注意：忌火煅。

硫黄

（教材）

功效：外用解毒疗疮　杀虫止痒　内服补火助阳通便

口诀：外　　独床杀　羊内　补火煮羊　鞭

解释：硫黄独自在床上杀羊，然后补火煮羊鞭。

（执医）

功效：外用解毒杀虫疗疮　内服补火助阳　通便

口诀：外　　毒　虫疗创内　补火煮羊　鞭

解释：硫黄在外面给中毒的虫子治疗创伤，回家补火煮羊鞭。

应用：治疗疮要药

口诀：硫黄借床

解释：吃完羊，借床睡觉。

上篇　中药部分（据中药学和执业医师资格考试教材选取）

白矾

功效： 外用解毒杀虫 燥湿止痒 内服祛除风痰 止血止泻

口诀：白饭外　　毒杀　　十只羊 内 取出封坛 子血 蟹

解释：白饭 + 在外面（外）毒杀了十只羊，家里（内）取出封在坛子里的血蟹 = 一顿饭。

蛇床子

功效：杀虫止痒 燥湿祛风 温肾壮阳

口诀：杀 只羊 找师去缝 问婶装羊

解释：蛇床上误杀一只羊，找师傅去缝好伤口，问婶怎么办，婶说你假装是那只羊吧。

土荆皮

功效： 疗癣 杀虫 止痒

口诀：涂静选 宠 羊

解释：涂静选宠物，她选了一只羊。

蜂房

功效： 祛风止痛 攻毒杀虫

口诀：蜂房驱蜂致痛 公 傻

解释：到蜂房驱赶蜂，导致疼痛，老公这样做真傻。

樟脑

功效：除湿杀虫 温散止痛 开窍辟秽

口诀：厨师杀虫蟑脑闻煽 动开 会

解释：厨师要搞杀虫运动，蟑螂首脑听闻，煽动虫子们开会。

蟾酥

功效：开窍醒神　解毒　止痛

口诀：蟾翘　身　肚　痛

解释：蟾翘起身体，因为肚子痛。

大蒜

功效：解毒消肿　杀虫　止痢

口诀：姐　种沙　里

解释：姐把大蒜种在沙子里。

第二十一章　拔毒化腐生肌药

红粉

（教材）

功效：　　拔毒　除脓　去腐　生肌

口诀：红粉把肚　弄　腹　肌

解释：美女喜欢健身，要把肚子练出腹肌。红粉，旧时借指年轻妇女，美女。

升药

（执医）

功效：　　拔毒去腐

口诀：升是向上拔，拔毒能去腐。

应用：外科要药

口诀：红粉在外科上班

【执业医师考试必备知识点】升药不能内服，多配煅石膏外用。

轻粉

功效：外用杀虫　攻毒　敛疮　内服祛痰消积　逐水通便

口诀：外用沙　攻　　窗　内　　他消极　逐水桶

解释：轻粉在外面用沙子攻击窗户，回到家（内）他消极的追逐着水桶。

砒石

（教材）

功效：外用攻毒杀虫　蚀疮去腐　内服攻毒抑癌　劫痰平喘

口诀：　　　毒杀　师傅　　攻　爱劫　船

解释：砒石毒杀了师傅、攻击了爱人，又去劫持船。

（执医）

功效：外用攻毒杀虫　蚀疮祛腐　内服截疟　祛痰平喘

口诀：　　　毒杀　师傅　　劫　　　　船

解释：砒石毒杀了师傅，又去抢劫船。

【执业医师考试必备知识点】用法用量：内服每次0.002～0.004g，入丸散。孕妇忌服，忌火煅。

铅丹

功效：外用拔毒生肌　杀虫止痒　内服坠痰镇惊

口诀：外　吧　　唧杀　只羊　内　坠坛震惊

解释：在外面听见吧唧一声，铅丹杀了一只羊。在屋内坠到了坛子里，人们感到震惊。

炉甘石

功效：　　解毒明目退翳　收湿止痒敛疮

口诀：卢干事督命　退役　使之仰　床

解释：卢干事，总督命令他退役，使他整天无所事事，仰面躺在床上。

【执业医师考试必备知识点】不能内服。

硼砂

功效：外用清热解毒　内服清肺化痰

口诀：篷沙清洁　　　清　花坛

解释：帐篷里有沙子，需要清洁一下，然后再去清洁花坛。

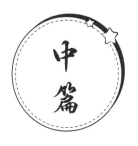

中药部分

（据执业药师资格考试教材选取）

第一章 解表药

第一节 辛温解表药

麻黄

功效：发汗解表 利水消肿 宣肺平喘

香薷

功效：发汗解表 利水消肿 化湿和中

浮萍

功效：发汗解表 利水消肿 透疹止痒

口诀：发　表　水　种　麻黄宣传 香薷花适合种 浮萍投资羊

解释：在发表水稻种植技术大会上，麻黄在做着宣传，香薷却说花才适合种植，浮萍决定投资养羊。

【执业药师考试必备知识点】麻黄：治风寒表实无汗，兼咳喘者最宜。香薷：夏月麻黄，治疗阴暑证。用法：发汗解暑宜水煎凉服，利水退肿须浓煎或丸服。

【说明】浮萍为辛凉解表药。

桂枝

功效：温通经脉 发汗解肌 助阳化气

口诀：文　静　　还解饥 助阳　妻

解释：桂枝很文静，还会做饭解决饥饿，是帮助男人的好妻子。

【执业药师考试必备知识点】主治风寒表虚有汗，风寒表实无汗。

紫苏叶

功效：安胎 发表散寒 行气宽中 解鱼蟹毒

口诀：俺太 发 韩 去款众苏叶鱼蟹

解释：俺太太发现韩国人去款待大家时，常用苏子叶包鱼蟹吃。

【执业药师考试必备知识点】风寒感冒兼气滞，以及气滞胎动不安者用之最宜。

【说明】口诀中的"去"是"气"的近似音。

生姜

功效：温中止呕 温肺止咳 发汗解表

口诀：问 偶问 客发 表

解释：菜里放不放生姜？厨师问我，又问客人，让大家发表一下自己的想法。

应用：呕家圣药

口诀：偶家有生姜

【执业药师考试必备知识点】风寒感冒轻症多用。解鱼蟹、半夏及天南星毒。

荆芥

功效：散风解表 透疹止痒 止血

防风

功效：祛风解表　胜湿　止痛　解痉

口诀：荆芥防风，解表祛风，借针止痒血，风时痛痉

解释：荆芥和防风都有解表和祛风的功效，借针挠痒痒导致出血，风吹来时痛到痉挛。

应用：防风治风通用药

口诀：防风防风，防住所有的风

【执业药师考试必备知识点】荆芥：散风发表通用，风寒、风热皆宜。炒炭止血。

羌活

功效：解表散寒　祛风胜湿　止痛

口诀：　彪　悍　冯　氏墙止通

解释：彪悍的冯氏砌墙阻止大家通行。

应用：善治太阳经头痛及颈项痛，肩背肢节疼痛

口诀：墙遮挡住下身，使太阳光只能照在头、颈、肩背、肢节。

细辛

功效：　　温肺化饮　祛风散寒　通窍　止痛

口诀：细心温　　饮驱　　寒　巧　治痛

解释：细心地用温饮驱除寒冷，巧妙的治疗病痛。

应用：治寒饮伏肺之要药，最宜少阴头痛

口诀：细心温饮→寒伏肺→少饮

解释：细心地用温饮治疗寒饮伏肺，但要少饮。

【执业药师考试必备知识点】治风寒、风湿所致诸痛及鼻渊鼻塞头痛之良药。有小毒。用法用量：煎汤，1～3g（辛不过钱）。

白芷

功效：发散风寒 通窍止痛 燥湿止带 消肿排脓

口诀：发疯　　敲桶世代　种农

解释：白芷发疯了，敲桶大喊："我们世代都要种农作物。"

应用：善治眉棱骨痛、阳明头痛、风寒鼻塞或鼻渊头痛

口诀：眉棱骨或脑门易受风寒，导致鼻塞、鼻渊头痛，快用白纸擦鼻涕

藁本

功效：　　发表散寒 祛风胜湿 止痛

口诀：稿本发表山　区 省市 直通

解释：稿本上发表：山区和省市之间直通。

应用：治疗颠顶头痛

口诀：把稿本顶在头上

辛夷

功效：　　通鼻窍 散风寒

苍耳子

功效：　　通鼻窍 散风寒　　除湿 止痛 止痒

口诀：辛姨 藏儿子 避风寒 儿子 时 痛 痒

解释：辛姨把儿子藏起来躲避风寒，因为儿子时有痛痒。

【执业药师考试必备知识点】苍耳子：最善治外感或鼻渊流涕、风湿瘙痒。辛夷：用法：包煎。

西河柳

功效：祛风除湿 发表透疹

口诀： 疯厨师　　投西河

解释：疯子厨师轻生跳进西河。

第二节　辛凉解表药

薄荷

功效：宣散风热 利咽 清利头目 透疹 疏肝

口诀： 风热　咽　里头　　真　干伯喝

解释：风热导致咽喉里头真干燥，伯父想喝水。

【执业药师考试必备知识点】发汗力较强，尤善清利头目。用法：不宜久煎。

牛蒡子

功效：疏散风热 宣肺利咽 解毒透疹 消肿疗疮

口诀： 叔　热　肺　炎接　诊　消疗

解释：牛蒡叔发热，得了肺炎，接诊后用消炎药治疗。

【执业药师考试必备知识点】清解热毒与滑利二便。使用注意：脾虚便溏者忌服。

蝉蜕

功效：疏散风热 息风止痉 透疹止痒 明目退翳

口诀： 树　缝　西风致痉　针样　目蜕医

解释：蝉蜕在树缝中被西风吹到，导致痉挛，变成针尖样的眼睛，快请蜕医。

【执业药师考试必备知识点】既散外来之风热，又息内生之肝风，凡风热、肝风所致病证皆宜。治疗音哑咽痛、小儿惊哭夜啼。使用注意：孕妇慎服。

菊花

功效：平肝明目 疏散风热 清热解毒

桑叶

功效：平肝明目 疏散风热　　　　凉血止血 清肺润燥

口诀：屏　幕　散　热花枯叶两枝　非燥

解释：电脑屏幕散热，导致旁边的花枯萎，两枝叶子也非常的干燥。

【执业药师考试必备知识点】菊花：用法：疏散风热多用黄菊花，平肝明目多用白菊花。桑叶：治风热、燥热、血热均宜。

葛根

功效：解肌退热 生津 透疹 升阳止泻

口诀：　击退　金 朕 升 职谢

解释：葛根击退了金人，朕给你升职，谢谢。

应用：治项背强痛与阳明头痛。

口诀：葛根向北，扬名

解释：葛根向北进军，击退金人，扬名天下。

【执业药师考试必备知识点】用法：止泻宜煨用，退热生津、透疹宜生用，鲜葛根生津最佳。

柴胡

功效：　解表退热 升举阳气　疏肝解郁

口诀：柴火姐 忒热 生　气 疏肝解郁

解释：柴火使姐太热，令姐生气，疏肝解郁别生气。

【执业药师考试必备知识点】为肝胆经之主药。主治邪在少阳寒热往来。用法：解表退热宜生用，疏肝解郁宜醋炙用。

升麻

功效： 发表透疹 清热解毒 升举阳气

口诀：升嘛? 表针 六 升阳

解释：升什么? 表针到六的时候升起太阳。

应用：善治阳明头痛

口诀：升嘛? 阳→明

解释：升嘛? 升太阳，变明亮。

蔓荆子

功效：祛风止痛 疏散风热 清利头目

口诀： 疯子 捅 树 缝 里头 蔓荆子

解释：疯子在捅树缝里头的蔓荆子。

淡豆豉

功效： 解表 除烦

口诀：蛋都吃表 烦

解释：让你把蛋都吃掉，你表示很烦。

浮萍见第 131 页，与麻黄共同记忆法。

木贼

功效： 疏散风热 明目退翳 止血

口诀：贼树 缝 目 一 只鞋

解释：贼在树缝里看到一只鞋。

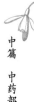

中篇 中药部分（据执业药师资格考试教材选取）

第二章 清热药

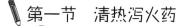

第一节 清热泻火药

石膏

功效：生用：清热泻火 除烦止渴 煅用：收湿敛疮 生肌止血

口诀：史高青 伙 烦课 失恋创 记止学

解释：史高是个年青的小伙，厌烦上课，因为他失恋创了记录，所以停止了学习。

应用： 治气分高热和肺胃实火之要药

口诀：史高七分 惹 为师火

解释：史高考试得七分，惹的为师很恼火。

【执业药师考试必备知识点】性味：辛、甘、大寒。用法：内服用生品，入汤剂打碎先煎。外用须火煅研细末。

知母

功效： 滋阴润燥 清热泻火

口诀：知母引 灶 热蟹

解释：知母引燃炉灶，加热螃蟹。

【执业药师考试必备知识点】上清肺热，中清胃热，下滋肾阴。实火、虚热皆宜。用法：清热泻火宜生用，滋阴降火宜盐水炒用。

天花粉

功效：　　消肿排脓　清热生津　清肺润燥

口诀：　花粉小　派　轻声　　非　噪

解释：花粉开小派对，轻轻的发声，不产生噪音。

【执业药师考试必备知识点】使用注意：孕妇忌服，不能和草乌、乌头、附子同用。

栀子

功效：　　凉血解毒　消肿止痛　泻火除烦　清热利尿

口诀：侄子两届　　总统歇　厨房清　理尿

解释：侄子当了两届总统，每天歇息在厨房，工作就是清理尿。

【执业药师考试必备知识点】善于清泻三焦之火邪。

夏枯草

功效：清肝明目　散结消肿

口诀：清明　　节　种夏枯草

解释：清明节种夏枯草。

应用：清肝明目之要药，善治目珠夜痛

口诀：清明节吓哭，哭到目珠夜痛

竹叶

功效：　　清热　除烦　利尿　　生津

淡竹叶

功效：　　清热　除烦　利尿

口诀：竹子清　除烦　鸟竹　有劲（津）　淡竹无劲（无津）

解释：用竹子清除烦人的鸟，竹子能用上劲，淡竹子使不上劲。

芦根

功效： 利尿 清热生津 除烦止呕

口诀：芦跟鸟亲 近 烦鸥

解释：芦和鸟亲近，厌烦海鸥。

决明子

功效： 清肝明目 润肠通便

口诀：决明→请肝明目 子→润肠通便

解释：决定明目的是肝，所以要请肝明目；子有通便作用。

应用：目赤肿痛及目暗不明之要药

口诀：赤暗不明，需决明（顺口溜）

【执业药师考试必备知识点】为治热结肠燥便秘之佳品。

密蒙花

功效：明目退翳 清热养肝

口诀： 母 姨 热养密蒙

解释：妈妈和姨热爱养密蒙花。

应用：治目疾之要药

口诀：密蒙花母鸡

解释：妈妈和姨养的密蒙花被母鸡破坏。

谷精草

功效：疏散风热 明目退翳

口诀：树 缝 目 一谷精草

解释：树缝里看到一颗谷精草。

青葙子

功效：明目退翳 清肝泻火

口诀： 母 姨 干 活清箱子

解释：妈妈和姨在干活，清理箱子。

应用：治目疾之要药

口诀：清箱子母鸡

解释：妈妈和姨在清理箱子时，发现箱子里有一只母鸡。

第二节 清热燥湿药

黄芩

功效：清热燥湿 泻火解毒 止血安胎

黄连

功效：清热燥湿 泻火解毒

黄柏

功效：清热燥湿 泻火解毒 退虚热

口诀：

清 早时 伙 睹 ┌黄芩（女儿）只学安胎

├黄连（儿子）

└黄伯（老爹）忒虚弱

解释：清早的时候，大伙目睹了黄氏一家人，女儿黄芩已有身孕只学安胎，儿子黄连什么都不干，老爹黄伯太虚弱了。

中篇 中药部分（据执业药师资格考试教材选取）

应用：黄芩、黄连、黄柏治湿热火毒之要药

口诀：失火

解释：黄氏一家失火了。

【执业药师考试必备知识点】黄芩：善清上焦湿热，除肺与大肠之火。黄连：善清心胃之火，除中焦湿热。黄柏：善清相火，退虚热，除下焦湿热。

龙胆

功效：清热燥湿　泻肝胆火

口诀：请　　示　　肝胆

解释：龙胆，有胆字，功效就要请示一下肝胆。

应用：治肝经湿热、实火之要药

口诀：肝竟惹火

解释：请示肝胆，肝竟然惹火了。

【执业药师考试必备知识点】高热抽搐，小儿急惊，带状疱疹。

苦参

功效：　　清热燥湿　杀虫止痒　利尿

口诀：苦婶请　　师　杀　只　　鸟

解释：苦婶请师傅帮忙杀一只鸟。

🖊 第三节　清热凉血药

生地黄

功效：　　润肠　养阴生津　清热凉血

口诀：生地　常　阴　进　屋

解释：陌生的地方，经常阴天，快进屋吧。

【说明】功效"清热凉血"四字中有"热""凉"二字，因为热和凉是相对的事物，相对的事物互相抵消（中和）就是无（WU），我们就用 WU 的谐音来代表清热凉血，如无、五、武、屋、舞。

玄参

功效：润肠 清热凉血 解毒散结 滋阴降火

口诀：玄常 无 解 结 引 惑

解释：玄常常是无法解释的，结果会引起困惑。

牡丹皮

功效：清热凉血 活血散瘀 退虚热

口诀：牡丹五 活 鱼 虚弱

解释：牡丹江里钓了五条活鱼，都很虚弱。

【执业药师考试必备知识点】尤宜无汗骨蒸者。

赤芍

功效：清热凉血 散瘀止痛 清肝火

口诀：赤勺乌 鱼 痛 请赶火

解释：烧红的大勺里，乌鱼在疼痛，请赶走火。

【执业药师考试必备知识点】目赤肿痛，肝郁化火胁痛。

紫草

功效：解毒透疹 凉血活血

口诀：字草独 诊 两 活蟹

解释：写字潦草的医生独自诊治两只活蟹。

【执业药师考试必备知识点】尤宜斑疹紫黑兼二便秘涩者。

中篇 中药部分（据执业药师资格考试教材选取）

水牛角

功效：清热凉血 定惊 泻火解毒

口诀： 五 鲸 蟹 姐 水饺

解释：五条鲸鱼和螃蟹姐姐一起吃水饺。

【执业药师考试必备知识点】为治高热神昏斑疹与血热出血所常用。

 ## 第四节 清热解毒药

金银花

功效：疏散风热 清热解毒

连翘

功效：疏散风热 清热解毒 消肿散结 利尿

口诀：叔 惹 哭 金银花，脸俏小 姐 鸟

解释：叔叔惹哭了金银花，漂亮的小姐姐用小鸟玩具哄她。

应用：连翘疮家圣药

口诀：脸俏创佳肴

解释：漂亮的小姐姐爱好是创造美味佳肴。

蒲公英

功效：消痈散结 清热解毒 利湿通淋

口诀：小 姐 哭 十通→乳痈

解释：蒲公英小姐哭了十次，因为长了乳痈。

应用：治乳痈尤佳

口诀：蒲公英小姐得乳痈

大青叶

功效：　　清热解毒 凉血消斑 利咽消肿

青黛

功效：　　清热解毒 凉血消斑 定惊

口诀：大爷青黛六　　两　　办 夜宴，惊呆

解释：大爷只有六两青黛，就要办夜宴，听到这个决定，我惊呆了。

应用：大青叶为治温病高热斑疹之要药

口诀：大爷温高，诊治

解释：大爷体温高，需要诊治。

应用：青黛为治温病斑疹、血热吐衄、肝热惊痫、肝火扰肺之要药

口诀：青黛温，拌些土，干净，感要废

解释：厨师："把青黛加温，然后拌些土，很干净的！"。感觉夜宴要停止了。

【执业药师考试必备知识点】青黛：定惊（小儿急惊发热抽搐）用法用量：内服 1 ~ 3g。

板蓝根

功效：凉血 利咽 清热解毒

口诀：凉　　咽　　热　毒

解释：板蓝根可以凉咽喉里的热毒，所以可以治咽喉肿痛。

应用：为治温病斑疹、吐衄及热毒咽痛、丹毒、痄腮之要药，善治大头瘟疫

口诀：闻班女读研，但读榨菜，大头

解释：听闻班（板蓝根）里的女生都要读研，但要读榨菜专业，听得我头都大了。

牛黄

功效：　　清热解毒　息风止痉　化痰开窍

口诀：黄牛轻　度吸脂　　瘫桥

解释：牛黄→黄牛，黄牛减肥，轻度吸脂就瘫倒在桥上了。

鱼腥草

功效：　　利尿通淋　清热解毒　消痈排脓

口诀：鱼腥鸟　　　哭　小佣　弄

解释：鱼腥了，鸟哭了，都是小佣弄的。

应用：善治肺痈

口诀：鱼腥废佣

解释：鱼腥了，鸟哭了，都没有照顾好，真是个废物佣人。

射干

功效：祛痰利咽　散结消肿　清热解毒

口诀：射瘫　燕　三姐　总　哭

解释：用箭射瘫了燕子，三姐心疼的总是哭。

【执业药师考试必备知识点】善治热结痰瘀之咽喉肿痛、痰饮咳喘（喉中辘辘如水鸡声）、久疟疟母、闭经。

白头翁

功效：清热解毒　凉血止痢

口诀：清　洁　　两　只梨

解释：白头老翁在清洁两只梨。

应用：治热毒血痢，休息痢

口诀：白头翁热雪梨 休息梨

解释：白头老翁热爱吃雪梨，休息时吃梨。

败酱草

功效： 祛瘀止痛 清热解毒 消痈排脓

口诀：败将欲 痛   哭 小 排

解释：败将想痛哭，因为他被降级成小排长了。

应用：主治肠痈腹痛

口诀：败将常负

解释：败将就是经常失败。

重楼

功效： 消肿止痛 清热解毒 凉肝定惊

口诀：重楼总 统清洁   干净

解释：重楼里住着总统，所以要清洁干净。

应用：治毒蛇咬伤之要药

口诀：重楼毒蛇咬伤

解释：重楼里的总统被毒蛇咬伤。

白鲜皮

功效： 祛风燥湿 清热解毒 止痒

口诀：白线去缝 十 六 只羊

解释：用白线去缝十六只羊。

应用：诸黄风痹之要药

口诀：白线绣黄蜂

解释：用白线去刺绣一只黄蜂。

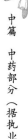

中篇　中药部分（据执业药师资格考试教材选取）

穿心莲

功效：　　燥湿　清热解毒

口诀：心莲肇事　　哭

解释：心莲肇事后哭了。

【执业药师考试必备知识点】治疗温病初起，感冒发热，肺热咳喘，肺痈，咽喉肿痛。还可解蛇毒。

半边莲

功效：　　清热解毒　利水消肿

口诀：半边莲留　　水　中

【执业药师考试必备知识点】毒蛇咬伤，蜂蝎刺蜇。

土茯苓

功效：　　解毒　利湿　通利关节

口诀：屠夫戒赌　李师　理　解

解释：屠夫戒赌了，李老师表示理解。

应用：治梅毒之专药

口诀：屠夫得了梅毒

山豆根

功效：　　清热解毒　利咽消肿

口诀：山斗根情　节　　严　重

解释：山和根争斗，情节很严重。

【执业药师考试必备知识点】治咽喉肿痛属火毒炽盛者最宜，治胃火牙龈肿痛亦佳。可治湿热黄疸。用法用量：煎汤3～6g。

马齿苋

功效：　　凉血止血　清热解毒　通淋

口诀：马见两 只蟹　　留　　　林

解释：马看见两只螃蟹留在树林里。

【执业药师考试必备知识点】善治热痢与血痢，兼治血热出血与淋痛。

大血藤

功效：祛风通络 清热解毒 活血止痛

口诀：　逢大雪 清 洁　　雪至桶

解释：遇到下大雪，就需要清洁，把雪装进桶里。

应用：善治肠痈

口诀：大雪常融

解释：大雪常常会融化。

白花蛇舌草

功效：　清热解毒 利湿 消痈

口诀：白花蛇六　　时 宵用

解释：白花蛇，到六点的时候当夜宵享用。

【执业药师考试必备知识点】抗癌。

野菊花

功效：清热解毒 疏风平肝

口诀：　酷　　暑风 干野菊花

解释：极热的夏天风干了野菊花。

地锦草

功效：活血止血 清热解毒 利湿退黄

口诀：获 枝　　枯　　　　黄

解释：获得一枝地锦草，但枯黄了。

紫花地丁

功效：　　　　凉血消肿　清热解毒

口诀：紫花地两蟹笑　　哭

解释：紫花地里有两只螃蟹，一只笑，一只哭。

应用：善治疔毒

口诀：丁—疔（同音）

金荞麦

功效：　　　清热解毒　排脓祛瘀

口诀：金桥卖流　　　脓　鱼

解释：金桥上卖流着脓的鱼。

应用：为治肺痈、肺热咳痰之要药

口诀：费用可谈

解释：想买这条流脓鱼，费用是可谈的。

鸦胆子

功效：　　　清热解毒　止痢　截疟　腐蚀赘疣　燥湿　杀虫

口诀：鸦胆子六　　只狸　蹑　食　肉　食　虫

解释：乌鸦很有胆子，它和六只狐狸一起蹑手蹑脚的吃肉和虫子。

垂盆草

功效：　　　清热解毒　利湿退黄

口诀：垂盆草枯　　　　黄

【执业药师考试必备知识点】水火烫伤。

秦皮

功效：清热解毒　清肝明目　燥湿止带

口诀：请　姐　请　　母　找　纸袋

解释：秦皮请姐姐、请母亲帮他找纸袋。

应用：为治热毒泻痢、里急后重之要药

口诀：独梨、礼金厚重

解释：秦皮为什么让姐姐和母亲帮他找纸袋呢？因为他有一个梨，还有一些礼金十分厚重，需要装起来。

【说明】口诀中的"找"是"燥"的近似音。

马勃

功效：　　止血　清肺　解毒　利咽

口诀：马伯之学　非　读　研

解释：马伯的学生不读研。

木蝴蝶

功效：　　清热利咽　疏肝和胃

口诀：蝴蝶请　燕　树干喝威

解释：蝴蝶请燕子在树干上喝威士忌。

半枝莲

功效：　　清热解毒　利水消肿　散瘀止血

口诀：半枝莲留　　水　中　三鱼致谢

解释：半枝莲留在了水中，三条鱼表示感谢。

第五节　清虚热药

青蒿

功效：解暑　退虚热　截疟　凉血

中篇　中药部分（据执业药师资格考试教材选取）

口诀： 暑 忒 热青蒿捏 凉鞋

解释：夏天太热了，用青蒿捏了双凉鞋。

【执业药师考试必备知识点】透阴分伏热，又透解表热，虚热、实热两清，兼表也可投用。

地骨皮

功效：清肺降火 退虚热 凉血 生津

口诀： 肥将 忒虚 两 斤骨皮

解释：肥胖的大将太虚弱了，来两斤骨头和肉皮补补。

【执业药师考试必备知识点】治有汗骨蒸最佳。

白薇

功效：解毒疗疮 清热凉血 利尿通淋 退虚热

口诀： 独 闯 武 林 忒虚弱

解释：白薇独自闯荡武林，但是太虚弱了。

胡黄连

功效：解热毒 清湿热 退虚热 除疳热

口诀： 若读 情诗 需 感

解释：胡莲说如果读情诗，是需要有感情的。

【执业药师考试必备知识点】为虚热、实热两清之品。

【说明】口诀中的"若"是"热"的近似音。

银柴胡

功效： 退虚热 清疳热

口诀：银狐虚弱 感热

解释：银狐很虚弱，它感觉全身在发热。

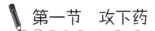

第三章 泻下药

第一节 攻下药

大黄

功效： 泻下攻积 活血祛瘀 解毒止血 清热泻火

口诀：大黄虾攻击 活 鱼 肚致血 惹 祸

解释：大黄虾攻击活鱼的肚子，导致流血，惹祸了。

芒硝

功效：泻下 回乳 软坚 清热

口诀：写下 回如 见 亲热

解释：芒硝写，下回如果见到，一定好好亲热一下。

应用：为治实热内结、燥屎坚硬难下之要药

口诀：师姐、找时间

解释：收到师妹芒硝的信，师姐回信：下回？找时间的吧。再说吧。

【注】回乳为外用之功效。

芦荟

功效：泻下 清肝 杀虫

口诀：谢虾 赶 虫

解释：芦荟受到虫害，感谢虾帮它赶走虫子。

【执业药师考试必备知识点】为治热秘、肝火及小儿热惊、热疳之良药。

番泻叶

功效：　消积健胃　泻热通便

口诀：范爷小鸡　威 胁弱童扁

解释：报告范爷，小鸡在威胁弱小的儿童。扁它。

 第二节　润下药

火麻仁

功效：润肠通便

郁李仁

功效：润肠通便　　利水消肿

口诀：仁→通便 李→利（谐音）

【执业药师考试必备知识点】火麻仁：善润燥滑肠兼补虚，体虚肠燥者最宜。郁李仁：治肠燥便秘，兼气滞者尤佳。

 第三节　峻下逐水药

甘遂

功效：　消肿散结 泻水逐饮

京大戟

功效：　消肿散结 泻水逐饮

红大戟

功效：　消肿散结　泻水逐饮

口诀：随 记总　结 谢　主任

解释：把随记做了总结，感谢主任。

【执业药师考试必备知识点】甘遂：为治水肿、风痰癫痫及疮毒之猛药。能行经隧之水湿。用法用量：宜入丸散，每次 0.5 ~ 1.5g。醋制可减低毒性。京大戟：能泄脏腑之水湿。

巴豆

功效：　泻下冷积　祛痰利咽　逐水退肿　蚀疮去腐

口诀：巴豆歇峡冷　　毯 掩 煮水　　食　腐

解释：巴豆歇息在峡谷很冷，用毯子遮掩，煮着水，吃着豆腐。

【执业药师考试必备知识点】有斩关夺门之功。可治疗小儿痰食积滞。

牵牛子

功效：泻下　逐水　去积　杀虫

口诀：　下　水 去击　虫

解释：牵牛的孩子下水去击打虫子。

芫花

功效：祛痰止咳　杀虫疗疮　泻水逐饮

口诀：　它 渴　虫撩　　水助饮

解释：芫花它很渴，小虫子撩水帮它喝。

应用：为治胸胁停饮、寒痰喘咳及顽癣秃疮之要药

口诀：熊停饮，喊它玩土

解释：熊让停止饮水，喊芫花一起去玩土。

【注】杀虫疗疮为外用之功效。

【说明】口诀中的"它"是"痰"的近似音。

千金子

功效：　　破血消癥　泻水逐饮

口诀：千金破鞋小　鞋　主人

解释：千金小姐是破旧的鞋和小鞋的主人。

【执业药师考试必备知识点】用法用量：内服：制霜后入丸散，1～2g。

第四章 祛风湿药

独活

功效： 祛风湿 止痛 解表

口诀：独活娶冯氏 志同 皆镖

解释：独自生活的你娶了冯氏，你俩志同道合，都是保镖。

应用：善治少阴伏风头痛及下半身风寒湿痹

口诀：独活少银夫 头痛 下半生逢韩氏

解释：独自生活，缺少银子（没钱），大丈夫真头痛，还好下半生遇到了善良的韩氏。

威灵仙

功效：通经络 治骨鲠 消痰水 祛风湿

口诀： 净螺 骨鲠 小坛水 去 食味鲜

解释：干净的海螺和鱼骨头，再加上一小坛水，去吃吧，味道鲜美。

【执业药师考试必备知识点】最宜风湿痹痛、拘挛麻木、屈伸不利兼寒者，并治痰饮积聚。

防己

功效： 祛风湿 止痛 利水消肿

口诀：防止起风时 纸筒 水 中

解释：防止起风时把纸筒吹到水中。

【执业药师考试必备知识点】治湿热痹痛尤佳。脚气浮肿。

秦艽

功效： 利湿退黄 祛风湿 舒筋络 清虚热

口诀：秦叫始 皇 取 湿 巾 清虚热

解释：姓秦，名叫始皇，他取来湿巾，清除虚热。

应用：治痹证通用

口诀：秦就 纸币通用

解释：秦朝就开始纸币通用了。

徐长卿

功效：止痒 祛风止痛 解蛇毒 活血通络

口诀：治羊 缝指头 解蛇毒 活 了

解释：徐长卿治疗羊，给羊缝受伤的指头，解蛇毒，羊活了。

木瓜

功效：化湿和中 舒筋活络 生津开胃

口诀： 师 种木瓜熟 了 生津开胃

解释：老师种的木瓜熟了，吃了可以生津开胃。

应用：治吐泻转筋

口诀：木瓜土砖近

解释：木瓜生长在离土砖很近的地方。

【执业药师考试必备知识点】治湿痹与脚气浮肿最宜。

桑寄生

功效： 补肝肾 安胎 祛风湿 强筋骨

口诀：桑姬感身　胎去　食　筋骨

解释：桑姬感觉身体怀胎，去吃筋骨。

【执业药师考试必备知识点】善治血虚或肝肾亏虚兼风湿痹痛，又善治肝肾亏虚、冲任不固之胎漏、胎动不安。

香加皮

功效：　　祛风湿 强筋骨 利水消肿

五加皮

功效：　　祛风湿 强筋骨 利水　　补肝肾

口诀：相加：风食 ＝ 筋 ＋ 骨 ＋ 水

　　　五加：风食 ＝ 筋 ＋ 骨 ＋ 水 ＋ 肝 ＋ 肾

解释：风味美食 ＝ 筋，骨和水相加，如果再加上肝和肾，就是五种相加。

【执业药师考试必备知识点】五加皮：可治疗小儿行迟。香加皮：治风湿痹痛兼水肿可用，治心衰性水肿效佳。用法用量：煎汤，3 ~ 6g。使用注意：有毒，不宜过量，不宜与地高辛等强心苷类药同用。

乌梢蛇

功效：　　祛风通络 定惊止痉

蕲蛇

功效：　　祛风通络 定惊止痉

口诀：两蛇取　铜锣 定惊致痉

解释：看到两条蛇，立即取出铜锣敲打，蛇定会惊慌，导致痉挛。

中篇　中药部分（据执业药师资格考试教材选取）

豨莶草

功效：降血压　祛风湿　清热解毒　通经络

口诀：豨莶丫　　　十　六　　　了

解释：豨莶这个丫头十六岁了。

络石藤

功效：　　凉血消肿　祛风通络

口诀：落石两血　肿　疼　疯　了

解释：落石砸出两个血肿，疼疯了。

【执业药师考试必备知识点】善治热痹红肿或风寒湿痹有化热倾向者，又治喉痹及痈肿。

桑枝

功效：祛风通络　利水

口诀：去风　落　水

解释：刮去一阵风，桑枝落在水里。

海风藤

功效：　　祛风湿　　通经络　止痹痛

青风藤

功效：　　祛风湿　　通经络　　利小便

口诀：风：祛风湿　藤：通　络

　　　海：有氵—有水—用桶（痛）装

　　　青：无氵—无水—为什么？—利小便了，所以无水

川乌

功效：　　祛风除湿　散寒止痛

口诀：川屋冯 氏 三孩 童

解释：山川小屋里住着冯氏和三个孩童。

【执业药师考试必备知识点】有大毒，凡风寒湿或寒湿所致诸痛皆可。能麻醉止痛。用法用量：宜先煎 30～60 分钟，1.5～3g。使用注意：不宜浸酒饮用。

雷公藤

功效：消肿止痛 杀虫解毒 活血通络 祛风除湿

口诀： 总 统 重 读 学 了 厨师

解释：雷大爷说总统已经重新上学，学了厨师专业。

应用：善治风湿顽痹、腰带疮

口诀：雷公冯氏玩笔、腰带

解释：雷大爷说冯氏在玩笔和腰带。雷大爷一会儿说总统，一会儿又说冯氏，真是个雷人的大爷。

【执业药师考试必备知识点】使用注意：毒剧，内服宜慎，孕妇忌服，有心、肝、肾器质性病变或白细胞减少症者慎服。

千年健

功效：强筋骨 祛风湿

口诀：千年古 诗

应用：为治风湿痹痛兼肝肾亏虚之要药

口诀：冯氏逼童干甚？千年古诗

解释：冯氏逼孩童做什么？背千年古诗。

臭梧桐

功效：祛风湿 通经络 降血压

口诀：去峰时 经臭梧桐见 鸦

解释：去峰顶的时候，经过臭梧桐看见了乌鸦。

丝瓜络

功效：祛风通络 化痰解毒

口诀： 蜂 落 花坛 睹四瓜

解释：蜜蜂落到花坛上看见四个瓜。

伸筋草

功效：祛风除湿 舒筋通络 活血消肿

口诀： 风 时 舒筋 络 血 肿

解释：伸筋草在刮风时舒筋络，不慎产生血肿。

【执业药师考试必备知识点】治风寒湿痹、骨节酸痛、屈伸不利者最宜。

鹿衔草

功效：调经止血 补肺止咳 强筋骨 祛风湿

口诀：掉井致血 飞 磕 筋骨 去 世

解释：鹿衔着草掉到井里，导致血液飞溅，终因磕伤了筋骨，去世了。

路路通

功效：利水 止痒 通经下乳 祛风活络

口诀：路水 羊 竟吓 疯 了

解释：路上有水，羊竟然吓疯了。

穿山龙

功效： 祛风除湿 活血通络 化痰止咳

口诀：传山龙起风 时 活 了化坦克

解释：传说山里有条龙，起风时活了，化作一辆坦克。

第五章 芳香化湿药

苍术

功效：明目 燥湿健脾 发汗 祛风湿

口诀：明 早使剑劈苍猪发函 去 食

解释：明天早上使剑劈苍猪，然后发函，请大家去吃猪肉。

应用：治湿阻中焦证之要药

口诀：苍猪 失重跤

解释：苍猪听说明天就要被杀，害怕的失去重心，摔了一跤。

【执业药师考试必备知识点】治风寒湿痹及表证夹湿所常用。使用注意：阴虚内热，气虚多汗者忌用。

厚朴

功效： 行气 平喘 燥湿 消积

口诀：厚婆行乞 平川 找食 小鸡

解释：厚婆行乞，去平川找食，看到小鸡。

应用：治疗湿阻、食积、气滞所致脘腹胀满之要药

口诀：失主，食鸡七只致脘腹胀满

解释：失主说：监控录像显示，厚婆吃鸡吃了七只，吃到脘腹胀满才走的。

佩兰

功效：化湿 解暑

广藿香

功效：化湿 止呕 发表解暑

口诀：佩兰 是叔 广藿香 是偶表叔

解释：佩兰是个叔叔，广藿香是我表叔。

【执业药师考试必备知识点】佩兰：为治湿热脾瘅口甜腻或口臭多涎之良药。广藿香：善治湿阻中焦、恶心呕吐，兼风寒袭表者尤佳。

砂仁

功效：　安胎 化湿行气 温中止泻

口诀：杀人案太　师 去　中止邪

解释：出现杀人案后，太师要去中止邪恶。

【执业药师考试必备知识点】用法：打碎后下。

白豆蔻

功效：　化湿行气 温中止呕

口诀：白豆花时　气 味　致呕

解释：白豆开花时，气味导致呕吐。

【执业药师考试必备知识点】用法：打碎后下。

草豆蔻

功效：　燥湿行气 温中止呕

口诀：草寇遭　刑　问众只殴

解释：草寇遭到刑罚，问众人如何处置？只想殴打他！草寇：出没于山地的强盗。

【执业药师考试必备知识点】用法：打碎后下。

草果

功效：除痰截疟　燥湿温中

口诀：出坛皆捏　找时　种

解释：草果长出坛子，大家都来捏，只能找个时间再种点儿了。

中篇　中药部分（据执业药师资格考试教材选取）

第六章　利水渗湿药

中篇　中药部分（据执业药师资格考试教材选取）

茯苓

功效：　利水渗湿　健脾　安神

口诀：夫令水　师见　岸胜

解释：老夫命令水师看见彼岸就获胜。

【执业药师考试必备知识点】凡水湿、停饮，无论寒热或兼否脾虚皆宜。

薏苡仁

功效：清热排脓　健脾止泻　除痹　利水渗湿

口诀：怡人牌　　皮鞋　避　水湿

解释：怡人牌的皮鞋避免被水弄湿。

猪苓

功效：　利水渗湿

泽泻

功效：　利水渗湿　　　泄热

口诀：猪苓水　湿　泽泻泄热

应用：猪苓治水湿内停之要药

口诀：猪，水湿停

解释：猪见到水湿就会停下脚步。

【执业药师考试必备知识点】泽泻：下焦湿热、痰饮及相火妄动之证皆可。

车前子

功效：明目 清肺化痰 利水通淋 渗湿止泻

口诀： 目车子飞 滩 水 淋 湿 鞋

解释：看到车子飞到海滩上，水淋湿了鞋。

【执业药师考试必备知识点】暑湿水泻。用法用量：5～15g。包煎。

滑石

功效： 清解暑热 利尿通淋 外用清热收湿敛疮

口诀：画师 解暑热 淋 湿了床

解释：画师为了解暑热，淋湿了床。

【执业药师考试必备知识点】为治暑湿、湿温之佳品。治湿疮、湿疹常用。用法：块者宜打碎先下，细粉者宜布包。

木通

功效：通经下乳 利水通淋 泄热

口诀： 井下 水 淋泄热

解释：木桶装着井下的水，去浇可泄热。

应用：治心火、湿热淋痛之要药

口诀：木桶心火，湿淋

解释：木桶中心着火，快用湿的东西淋桶灭火。

【执业药师考试必备知识点】为治乳汁不下及湿热痹痛之佳品。

金钱草

功效：解毒消肿 除湿退黄 利水通淋

口诀：姐 种金钱草 黄 水 淋

中篇 中药部分（据执业药师资格考试教材选取）

解释：姐姐种的金钱草黄了，快用水淋补救。

应用：为治湿热黄疸、肝胆结石，石淋之佳品，为治蛇伤常用

口诀：黄丹胆识，蛇

解释：种金钱草的黄丹姐很有胆识，常与蛇为伴。

【执业药师考试必备知识点】使用注意：有引起接触性皮炎的报道。

茵陈

功效：　退黄　清热利湿

口诀：因沉谎　轻惹李氏

解释：因为太重，所以谎称很轻，结果惹怒了李氏。

应用：治疗黄疸之要药

口诀：黄丹因沉

解释：黄丹因沉谎轻。

萆薢

功效：祛风湿　利湿浊

口诀：　奉食　　十桌必谢

解释：奉上食物达十桌之多，必须表示感谢。

应用：治膏淋、白浊及湿盛带下之要药

口诀：糕摆桌、十袋虾必谢

解释：雪糕摆了一桌，还有十袋虾，必须表示感谢。

石韦

功效：清肺止咳　凉血止血　利尿通淋

口诀：请　　客两只　　鸟

解释：石伟在请客，食物是两只鸟。

【执业药师考试必备知识点】血淋、尿血最宜。

海金沙

　　功效：利尿通淋　止痛

　　口诀：　　尿桶　　纸桶

　　解释：尿桶和纸桶装满海金沙。

　　应用：为治淋证涩痛之要药

　　口诀：拎桶海金沙

　　解释：拎桶装海金沙。

　　【执业药师考试必备知识点】用法：包煎。

瞿麦

　　功效：利尿通淋　破血通经

　　口诀：　　　拎　破　桶竟去卖

　　解释：拎个破桶竟然要去卖。

通草

　　功效：通气下乳　　利水清热

　　口诀：同七虾入　　　水亲热

　　解释：通草和七只虾一起进入水里亲热。

萹蓄

　　功效：利尿通淋　杀虫止痒

　　口诀：　　　林　杀　　羊

　　解释：萹蓄在树林中杀羊。

地肤子

　　功效：　　　祛风止痒　利尿通淋

中篇　中药部分（据执业药师资格考试教材选取）

口诀：弟子去　养　鸟

应用：为治热淋及疮疹湿痒之要药

口诀：弟子为治热，临床诊室

解释：弟子为了治疗发热，来到临床诊室。

灯心草

功效：利尿通淋 清心除烦

口诀：灯心草令　心　烦

解释：灯心里长了草，令人心烦。

【执业药师考试必备知识点】小儿夜啼。用法用量：煎汤，1～3g。

冬葵子

功效：下乳 润肠通便 利水通淋

口诀：侠如　尝　莅　临

解释：大侠如尝冬葵子，欢迎莅临。

广金钱草

功效：　清热除湿 退黄 利尿通淋

口诀：光金钱清　除十　黄 鹂鸟

解释：花光金钱，为了清除十只黄鹂鸟。

连钱草

功效：利湿通淋 散瘀消肿 清热解毒

口诀：李氏　淋　雨 种　六　连钱草

解释：李氏淋着雨种了六颗连钱草。

第七章 温里药

附子

功效： 补火助阳　回阳救逆　散寒止痛

口诀：子住阳不活父回阳救你 扇喊 痛

解释：父与子的故事，你住在沈阳不想活了，父亲回沈阳救你，大耳光扇的你喊痛。

应用：补火助阳，回阳救逆之要药

口诀：父子：子住阳不活父回阳救你

【执业药师考试必备知识点】上助心阳、中温脾阳、下补肾阳。用法用量：煎汤，3 ~ 15g，先煎30 ~ 60分钟，以减弱毒性。使用注意：孕妇忌服。

干姜

功效： 温肺化饮　温中　回阳

口诀：干将温 饮 温中 回阳

解释：干将喝了温饮后，温暖了中焦，使阳气复苏。

应用：温中祛寒之要药

口诀：干将喝了温饮，温中祛了寒

肉桂

功效：补火助阳　散寒止痛　温通经脉　引火归元

口诀：捕活 羊三 只统 统卖银 元

解释：羊肉贵，所以捕活羊三只，统统都卖掉，得到银元。

应用：为补火助阳之要药

口诀：肉贵活羊

解释：羊肉贵，但要活的羊。

【执业药师考试必备知识点】下元虚冷，虚阳上浮之上热下寒证。阴疽，疮肿脓成不溃或久溃不敛。

吴茱萸

功效：　　疏肝下气　燥湿止泻　散寒止痛

口诀：乌鱼树干干七　　十只蟹　三　只痛

解释：乌鱼说树干下有七十只蟹，其中三只在喊痛。

【执业药师考试必备知识点】善治肝寒气逆（滞）夹湿兼阳虚诸证。呕吐吞酸。

花椒

功效：　　杀虫止痒　温中止痛

口诀：花轿啥　　样　问众知

解释：花轿啥样？问众人知道吗？

【执业药师考试必备知识点】虫积腹痛，蛔、蛲虫所致者尤宜。

丁香

功效：温中降逆　温肾助阳

口诀：蚊钟　你　吻身　痒

解释：丁香说蚊子钟意你，吻的你身上痒。

小茴香

功效：理气和胃 散寒止痛

口诀： 妻 喂 三 童茴香

解释：妻子喂三个儿童吃茴香。

【执业药师考试必备知识点】寒疝腹痛，睾丸偏坠胀痛。

高良姜

功效：温中止呕 散寒止痛

口诀：问 偶 三 桶

解释：要高粱吗？问我，我要三桶。

应用：为治中寒腹痛吐泻之要药

口诀：高粱种寒，腹痛吐泻

解释：这些高粱是种在寒冷地区的，吃了会腹痛吐泻。

荜茇

功效：温中散寒 行气 止痛

口诀：问众散寒 气 止痛

解释：荜茇问众，散寒气能否止痛？

【执业药师考试必备知识点】龋齿牙痛。

第八章 理气药

陈皮

功效：理气调中 燥湿化痰

口诀：力气挑种 造 花坛

解释：陈皮用尽力气挑着种子，来建造花坛。

枳实

功效： 破气消积 化痰除痞

口诀：掷石破七小 坛出啤

解释：扔石头打破七个小坛子，漏出啤酒。

应用：为治胃肠积滞及痰滞胸痹之要药

口诀：为尝，击坛，致胸痹

解释：为了尝啤酒而击打坛子，坛子破了导致心痛（胸痹）。

【执业药师考试必备知识点】治疗脏器下垂。

木香

功效： 行气止痛 健脾消食

口诀：木箱七 桶见 食

解释：木箱里有七个桶，桶里见到食物。

应用：为行气调中止痛之要药

口诀：木箱妻挑中桶

解释：木箱里有七个桶，桶里有食物，妻子挑选了中间那桶。

【执业药师考试必备知识点】尤善行肠胃气滞。

香附

功效：调经止痛 疏肝理气

口诀： 精 通 数 理

解释：香附精通数学和理化。

应用：为调经止痛之要药

口诀：想富精通

解释：想富？各方面都要精通。

【执业药师考试必备知识点】气病之总司，女科之主帅。

用法：醋制止痛力增强。

沉香

功效：温肾纳气 行气止痛 温中止呕

口诀： 婶拿起 七桶 重哦

解释：沉香婶拿起七个桶，发现真的好重哦。

【执业药师考试必备知识点】集理气、降逆、纳气于一身，为理气良药。用法：后下。

川楝子

功效： 行气止痛 疗癣 杀虫

口诀：练字七 童 选 虫

解释：练字的七个儿童选择练习写"虫"字。

【执业药师考试必备知识点】治肝郁气滞胁痛或肝胃不和诸痛，兼热者最宜。

薤白

功效： 通阳散结 行气导滞

口诀：鞋白杨三姐　　7刀（dollar）

解释：鞋真白，是杨三姐花7刀买的。

应用：治胸痹之要药

口诀：兄比　鞋白

解释：兄弟要和她比鞋白。

【执业药师考试必备知识点】为治胃肠气滞、泻痢后重之佳品。

化橘红

功效：　理气宽中 燥湿化痰 消食

口诀：话剧李七款众 澡　　堂 消失

解释：话剧剧情：李七说要款待众人洗澡，结果到澡堂他就消失了。

【执业药师考试必备知识点】食积伤酒。

【说明】口诀中的"堂"是"痰"的近似音。

青皮

功效：疏肝破气 消积化滞

口诀：输干婆气 消极话至

解释：青皮输没了，老婆很生气，消极的话就说出来了。

【执业药师考试必备知识点】癥瘕积聚、久疟痞块。

乌药

功效：　温肾散寒 行气止痛

口诀：勿要纹身 汉 岂止痛

解释：不要变成纹身汉，岂止是痛那么简单。

佛手

功效： 疏肝理气 和中化痰

香橼

功效： 疏肝理气 和中化痰

口诀：佛手和香橼数 七 盆种花坛

【执业药师考试必备知识点】佛手：尤宜肝胃不和或肝脾不调之证。

荔枝核

功效： 行气散结 祛寒止痛

口诀：荔枝七 姐 孩 童

解释：荔枝给七姐和孩童。

【执业药师考试必备知识点】寒疝腹痛，睾丸肿痛。

甘松

功效： 行气止痛 开郁醒脾

口诀：干松七 洞 鱼 啤

解释：干燥的松树上有七个洞，洞里有鱼和啤酒。

橘红

功效： 燥湿化痰 发表散寒 行气宽中

口诀：橘红十 坛发 三 去款众

解释：橘子红了装满十个坛子，送出三个去款待众人。

枳壳

功效：理气宽中 行滞消胀

口诀： 其宽重 纸 张

解释：纸壳（错读为 zhǐ ké），它是宽重的纸张。

柿蒂

功效：降气止呃

口诀：将 饿

解释：将士饿了吃柿蒂。

【执业药师考试必备知识点】善降上逆之胃气而止呃。

青木香

功效：行气止痛 解毒消肿

口诀：行乞稚童 姐肚笑肿

解释：青木香乞讨幼童，姐肚子都笑肿了。

玫瑰花

功效： 行气解郁 活血止痛

口诀：玫瑰骑 鱼 河蟹止通

解释：玫瑰骑着鱼，河蟹阻止它通行。

梅花

功效：疏肝解郁 和中 化痰

口诀： 赶雨 种 花坛

解释：梅花要赶在下雨的时候种在花坛。

【执业药师考试必备知识点】梅核气。

第九章　消食药

山楂

功效：　消食化积　活血散瘀

口诀：山渣食　鸡活　鱼

解释：山上有个渣男在吃鸡和活鱼。

【执业药师考试必备知识点】善治油腻肉积。可治疝气偏坠胀痛。使用注意：胃酸过多者忌服。

麦芽

功效：　疏肝　回乳　消食和中

口诀：卖芽叔赶　回嬷　消失河中

解释：卖豆芽的叔叔赶紧回去，因为妻子消失在河中。

【执业药师考试必备知识点】尤宜米、面、薯、芋等食积者。

莱菔子

功效：　　降气化痰　消食除胀

口诀：来父子讲奇　谈　消失　帐

解释：来了父子二人，讲着奇怪的言论，内容是消失的帐篷。

【执业药师考试必备知识点】善消食除胀、治食积胀满。

鸡内金

功效：　　　运脾消食 化坚消石 固精止遗

口诀：鸡内金运 小时 化坚 石 故 质疑

解释：鸡内发现金子，运输了一小时，结果变化成坚硬的石头，所以质疑真实性。

应用：为消食运脾之要药

口诀：鸡内金消失晕

解释：鸡内的金子消失了，晕了。

神曲

功效：消食和胃

口诀：小　　薇

解释：神曲的歌名叫小薇。

【执业药师考试必备知识点】治外感表证兼食积者尤宜。

使用注意：胃阴虚、胃火盛者不宜用。

稻芽

功效：健脾开胃 消食和中

口诀：剑劈开　小食盒

解释：用剑劈开小食盒看到了稻芽。

第十章 驱虫药

使君子

功效： 杀虫消积

口诀：君子傻 笑

应用：为治小儿疳积之要药，蛔虫病、蛲虫病之佳品

口诀：小儿赶集会闹，君子看到傻笑

解释：小儿赶集时会闹，君子看到了会傻笑。

【执业药师考试必备知识点】用法用量：煎汤 9 ~ 12g。
小儿每岁每天 1 ~ 1.5 粒，每日总量不超过 20 粒。炒香嚼服，
空腹服，连服 2 ~ 3 天。使用注意：服药时忌饮茶。

苦楝皮

功效： 杀虫疗癣

口诀：苦练啥 了

解释：你说你刻苦训练了，那你苦练啥了？

【执业药师考试必备知识点】使用注意：有毒，能伤胃
损肝。

槟榔

功效： 利水 行气 截疟 杀虫 消积

口诀：病狼睡 醒 虐杀 小鸡

解释：病狼睡醒了，起来虐杀小鸡。

【执业药师考试必备知识点】最宜绦虫、姜片虫病者。

贯众

功效： 杀虫 清热解毒 止血

口诀：观众虫 流 血

解释：观众看到虫子在流血。

【执业药师考试必备知识点】可治风热感冒，预防流感、麻疹。

雷丸

功效：杀虫消积

口诀：杀虫小鸡

解释：雷可以杀死虫子和小鸡。

【执业药师考试必备知识点】性味：苦，寒。有小毒。
用法：不宜入煎剂。

鹤草芽

功效： 杀虫

南瓜子

功效： 杀虫

口诀：鹤牙 瓜子 虫

解释：鹤用牙嗑瓜子，瓜子里面竟有虫。

应用：鹤草芽治绦虫病之要药

口诀：鹤牙上有绦（错读为 tiáo）虫

【执业药师考试必备知识点】鹤草芽用法：研粉吞服。
南瓜子用法用量：60～120g 研细粉，冷开水调服。

榧子

功效： 杀虫消积 润肠通便 润肺止咳

口诀：匪子从小 便 认匪直磕

解释：匪的孩子，从小便认匪为父，直磕头。

第十一章 止血药

大蓟

功效：　　　　凉血止血　散瘀消痈

小蓟

功效：　　　　凉血止血　散瘀消痈

口诀：大鸡小鸡两　只　　鱼宵用

解释：大鸡、小鸡和两只鱼全部作为夜宵享用。

应用：大蓟血热出血之要药

口诀：大鸡热出血

解释：夜宵的时候，大鸡一加热就出血。

【执业药师考试必备知识点】小蓟：尿血、血淋尤佳。

地榆

功效：　　　凉血止血　解毒敛疮

口诀：地榆两　枝　　　堵　窗

解释：地上榆树的两根树枝堵住了窗户。

应用：水火烫伤之要药

口诀：地榆水火伤

解释：地上的榆树遇到水灾、火灾会受伤。

【执业药师考试必备知识点】善治下焦血热妄行诸证，为治痔疮、便血及崩漏之佳品。使用注意：大面积烧伤，不宜使用地榆制剂外涂。

白茅根

功效：　　　　　　凉血止血 利尿通淋 清热生津

口诀：白猫跟两只　　鸟　　亲　近

解释：白猫跟两只鸟很亲近。

【执业药师考试必备知识点】可治湿热黄疸。

侧柏叶

功效：　　　祛痰止咳 凉血止血 生发乌发

口诀：侧柏叶它　可 两治　生 乌发

解释：侧柏叶，它可是有两种治疗效果：生发和乌发。

应用：为治内、外伤出血之要药

口诀：侧柏叶它可两治生乌发，还可两治内外伤

白及

功效：　　消肿生肌 收敛止血

口诀：百记重　击　　脸 血

解释：百次重击导致脸上出血。

【执业药师考试必备知识点】治体内、体外出血，最宜肺胃损伤之咳血、吐血，以及肺痈咳吐脓血。外用治烫伤、皮肤皲裂、肛裂。白及配海螵蛸治胃、十二指肠溃疡之吐血、便血。

仙鹤草

功效：补虚 止痢 收敛止血 解毒 截疟 杀虫

口诀：　蓄 力手 指　　　肚 捏　虫

解释：仙鹤积蓄力量后，用手指肚捏起虫子。

【执业药师考试必备知识点】可治脱力劳伤。

三七

功效：化瘀止血 活血定痛

口诀：37雨 鞋 活 动

解释：穿着37号的雨鞋参加活动。

【执业药师考试必备知识点】有止血而不留瘀、活血而不耗气之优，内服外用皆效。偏寒兼虚者最宜。

【说明】口诀中的"动"是"痛"的近似音。

茜草

功效：凉血 祛瘀 通经 止血

口诀：两 鱼 捅鲸 致血

解释：茜草旁两条鱼用刀捅了鲸鱼，导致流血。

【执业药师考试必备知识点】有止血而不留瘀、活血而不动血之长，血热血瘀兼出血者用之最佳。

蒲黄

功效： 收敛止血 活血祛瘀 利尿通淋

口诀：蒲黄练字写 鱼 鸟

解释：蒲黄练习写鱼和鸟两个字。

应用：为化瘀止血之要药

口诀：画鱼蟹

解释：蒲黄练完字，开始画鱼和螃蟹。

艾叶

功效：散寒止痛 温经止血

口诀： 寒致痛艾叶温经治

解释：受寒导致疼痛，用艾叶温经治疗。

应用：为治妇科崩漏与带下之要药

口诀：敷绷带，就是爱（艾）

解释：看到你受伤了，帮你敷上绷带，就是对你的爱。

槐花

功效：清肝泻火 凉血止血

口诀： 感谢 两 只蟹

解释：槐花感谢两只蟹的帮助。

【执业药师考试必备知识点】为治肝热目赤头痛之良药。便血与痔疮出血尤宜。

苎麻根

功效： 凉血止血 利尿 解毒 清热安胎

口诀：猪马跟两只 鸟 赌青 苔

解释：猪、马跟两只鸟打赌，输了给对方青苔。

血余炭

功效：收敛止血 化瘀 利尿

棕榈炭

功效：收敛止血

口诀：炭：收敛止血 血余：余尿

紫珠叶

功效：收敛凉血止血 散瘀解毒消肿

口诀：手 两 指 瘀 毒肿

解释：天天盘紫珠的手，有两根手指出现瘀毒，都肿了。

藕节

功效： 收敛止血

口诀：偶姐恋 雪

解释：我姐迷恋雪花。

景天三七

功效：化瘀止血 解毒 宁心安神

口诀：花 鞋借 宁 婶

解释：景天的37号花鞋借给了宁婶。

鸡冠花

功效： 收敛止血 止带 止痢 凉血

口诀：机关收三职（三止） 带 学 历 两学

解释：机关招收三个职位，请带着学历来应试，两个学生报名。

炮姜

功效： 温中止痛 温经止血

口诀：炮将蚊 子痛 蚊 子血

解释：炮将蚊子打痛，蚊子出血了。

应用：为治虚寒出血之要药

口诀：炮→虚汗→出血

解释：看到炮就吓的冒虚汗，因为炮可以导致出血事件。

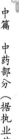

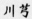

第十二章　活血祛瘀药

川芎

功效：　　　活血行气　祛风止痛

口诀：川兄获　刑　　娶疯子

解释：川兄获得刑罚，刑罚内容是娶疯子为妻。

应用：善治头痛

口诀：川兄头痛

解释：川兄娶了疯媳妇，当然头痛。

延胡索

功效：　　　活血　止痛　行气

口诀：沿湖索获　　通　行

解释：在沿湖的索道上获得通行证。

【执业药师考试必备知识点】用法：醋制可增强止痛作用。

郁金

功效：　　　活血止痛　利胆退黄　清心凉血　行气解郁

口诀：遇金获　桶　但退　　心凉　　其郁

解释：遇到金子，获得一桶，但要退回，心凉了，他很郁闷。

应用：活血行气凉血之要药

口诀：遇金获七两

解释：遇到金子，获得七两。

【执业药师考试必备知识点】可治妇女倒经。

莪术

功效：　　　　　破血行气　消积止痛

三棱

功效：　　　　　破血行气　消积止痛

口诀：鹅住　三棱跛　行其　小鸡志同

解释：鹅住在三棱，走路跛行，小鸡和它志同道合，因为小鸡走路也跛行。

【执业药师考试必备知识点】醋炙可增强其止痛之功。

丹参

功效：活血祛瘀　凉血消痈　通经止痛　清心除烦

口诀：单身　遇凉　　　　经痛　心烦

解释：单身的我遇凉后痛经了，很心烦。

虎杖

功效：化痰止咳　清热解毒　利湿退黄　泻下通便　活血祛瘀

口诀：花　渴　枯　　　黄写下　　获雨

解释：花渴后枯黄了，拿着虎杖的人写了一个"下"字，就获得一场大雨。

益母草

功效：　　清热解毒　活血祛瘀　利尿消肿

口诀：一亩草枯　　获　雨立笑

解释：一亩草枯萎了，获得雨水后，立刻就笑了。

【执业药师考试必备知识点】善治瘀血经产诸病，为妇科调经良药；治水瘀互阻之水肿及热毒瘀结之疮疹。

桃仁

功效： 活血祛瘀 润肠通便 止咳平喘

口诀：逃人活 鱼 变只 船

解释：逃跑的人把活鱼变成一只船。

应用：为治血瘀诸证之要药

口诀：逃人谢鱼

解释：逃跑的人感谢鱼的配合。

【执业药师考试必备知识点】为治燥秘、肠痈、肺痈、咳喘所常用。凡血瘀不论寒热新久皆宜，兼咳喘者尤佳。

红花

功效： 活血通经 祛瘀止痛

口诀：红花伙 同鲸 鱼止通

解释：红花伙同鲸鱼阻止他人通行。

【执业药师考试必备知识点】用法：小剂量活血通经，大剂量破血催产。

乳香

功效： 消肿生肌 活血止痛

没药

功效： 消肿生肌 活血止痛

口诀：如想 没药 众生几 活 只痛

解释：如果想象没有药（没药错读为 méi yào），众生还有几人能活！只能疼痛着。

应用：乳香、没药为外伤科要药

口诀：如外伤抹药

解释：如果受了外伤，就需要抹药。

【执业药师考试必备知识点】乳香：使用注意：多服易致呕吐，故用量不宜过大，胃弱呕逆者慎用。

牛膝

功效：补肝肾 活血通经 利尿通淋 引血下行 强筋骨

口诀：不敢伸 获　鲸 尿　　饮 下　　强劲

解释：牛的膝关节不敢拉伸，获得鲸鱼尿，喝下去，变的强劲。

应用：为治腰膝酸软、筋骨无力之要药

口诀：牛膝不敢伸，因为膝软，骨无力

【执业药师考试必备知识点】可治肝阳上亢之头痛眩晕。

水蛭

功效：破血逐瘀 通经

土鳖虫

功效：破血逐瘀 续筋接骨

口诀：水土两虫破诸鱼，土伤筋骨，水在捅鲸

解释：水土两条虫子要打败诸鱼，土虫伤了筋骨，水虫正在拿刀捅鲸鱼。

【执业药师考试必备知识点】水蛭：为破血逐瘀消癥之良药。

西红花

功效：解郁安神　　　活血祛瘀　　　凉血解毒

口诀：西域有神 红色活 鱼 花给两 姐

【执业药师考试必备知识点】用法用量：煎汤 1 ~ 3g。

姜黄

功效：破血行气 通经止痛

口诀：破鞋 去 通竟止通

解释：姜黄穿着破鞋去通过，竟然禁止他通过。

【执业药师考试必备知识点】横走肢臂，治肩臂痛。

鸡血藤

功效：　　　　调经止痛 活血补血 舒筋活络

口诀：鸡血疼跳井致痛 活血补血　　竟活了

解释：鸡出血疼痛，因为跳井导致的，通过活血补血竟然活了。

川牛膝

功效：　　通利关节 逐瘀通经 引血下行 利尿通淋

口诀：川牛理 解 诸鱼 精引 虾行 离尿桶

解释：川牛理解各位鱼精引导虾行走，使它离开尿桶。

苏木

功效：　　活血祛瘀 消肿止痛

口诀：树木获 雨 笑 至痛

解释：树木获得雨水非常开心，笑到痛。

五灵脂

功效：活血止痛 化瘀止血 解蛇虫毒

口诀：胡 同 遇只鞋 蛇虫老鼠屎

解释：胡同里遇到一只鞋，鞋里有蛇、虫、老鼠屎。

【执业药师考试必备知识点】用法：包煎。

【说明】口诀中的"胡"是"活"的近似音。

血竭

功效：　　活血定痛　化瘀止血　生肌敛疮

口诀：学姐胡　　同　　遇只鞋　绳系　床

解释：学姐在胡同遇到一只鞋，鞋很干净，捡回来用绳系在床上。

刘寄奴

功效：散寒止痛　　消食化积　　破血通经

口诀：刘喊　痛　寄小　　鸡　奴破　　颈

解释：刘喊好痛啊，给他寄去小鸡补身，收到后，奴仆帮他割破小鸡的颈部。

北刘寄奴

功效：通经止痛　凉血止血　活血祛瘀　　清热利湿

口诀：北京　痛　刘凉　致　寄活　鱼　奴请　　食

解释：住在北京感觉很痛，原来刘先生是受凉所致，给他寄去活鱼，奴家把鱼做好请他吃。

王不留行

功效：　　下乳消肿　活血通经　利尿通淋

口诀：王不留下汝　终获　桶竟　尿桶

解释：王不留下你，最终获得一个桶作为补偿，竟然是尿桶。

【执业药师考试必备知识点】为活血通经下乳之良药。

月季花

功效：活血调经 疏肝解郁

口诀：活 调 赶 郁月季花

解释：活着要有情调，赶走郁闷，种月季花。

干漆

功效：破血祛瘀 杀虫

口诀：泼鞋去淤 沙

解释：干漆泼到鞋上，可以祛除淤沙。

自然铜

功效：散瘀止痛 接骨疗伤

口诀：善于治 骨 伤

解释：自然铜坚硬如骨，所以善于治疗骨伤病。

穿山甲

功效： 活血消癥 消肿排脓 通经下乳

口诀：穿山甲和蟹 争 小 排 惊吓孺

解释：穿山甲和蟹争夺小排骨，惊吓到了小孩儿。

【执业药师考试必备知识点】为妇科通经下乳之良药。

第十三章　化痰止咳平喘药

第一节　化痰药

半夏

功效：　降逆止呕　消痞散结　燥湿化痰

口诀：扮侠你　殴　小痞三　　十　瘫

解释：扮演大侠的你殴打了小痞，使他们三十人瘫痪。

应用：治湿痰，寒痰，呕吐之要药

口诀：扮侠誓捍坛土

解释：扮侠的你誓死捍卫一坛土。

【执业药师考试必备知识点】可治痰厥头痛、梅核气。

天南星

功效：　燥湿化痰　祛风止痉　散结消肿

口诀：南星找　他取　经　解　众

解释：南星找他取经，化解众生之苦。

【说明】口诀中的"他"是"痰"的近似音。

芥子

功效：利气散结　温肺祛痰　通络止痛

口诀：　七　姐　问妃去　捅蒌子？捅

解释：芥子七姐问王妃，是否和她一起去捅篓子？王妃回答：捅。

【执业药师考试必备知识点】善治寒痰及痰饮诸证，尤以痰在皮里膜外及经络者最宜。可治悬饮胁痛。

桔梗

功效：利咽 排脓 宣肺 祛痰

口诀： 咽 能 选肺 祛痰

解释：把桔梗咽下去，它能选择肺脏，从而祛痰。

【执业药师考试必备知识点】肺痈胸痛、咳吐脓血、痰黄腥臭。使用注意：用量过大易致恶心。

旋覆花

功效：降气止呕 消痰行水

口诀： 七 欧 小坛 水

解释：旋覆花七欧元一支，再准备一小坛水，就可以养了。

应用：治肺胃气逆之要药

口诀：旋覆花肥萎气你

解释：旋覆花一施肥就枯萎了，气坏了你。

【执业药师考试必备知识点】用法：包煎。

瓜蒌

功效：消肿散结 清肺润燥化痰 润肠通便 利气宽胸

口诀： 总 结 肥 皂 滑 肠 利器

解释：瓜蒌总结说：肥皂是滑肠的利器。

【执业药师考试必备知识点】用法用量：瓜蒌皮长于清肺化痰，利气宽胸；瓜蒌仁长于润肺化痰，滑肠通便。

川贝母

功效：　润肺止咳　散结消痈　清热化痰

口诀：川母认　　可三　　佣清　花坛

解释：小川的母亲认可三个佣人清理的花坛。

应用：为肺热燥咳及虚劳咳嗽之要药

口诀：川母肥皂老叟

解释：小川的母亲认为三个佣人把花坛清理的已经很干净了，用不到肥皂了，所以把肥皂给了老叟。

浙贝母

功效：散结消肿　清热化痰

口诀：三　　中清　华

解释：浙江的贝贝和母亲说，我先上第三高中，再上清华大学。

竹茹

功效：安胎　除烦止呕　清热化痰

口诀：　太　烦藕倾花

解释：竹茹太讨厌藕，它倾心花。

应用：治胃热呕吐之要药

口诀：竹茹烦藕，看见藕，胃中一热就吐了

【执业药师考试必备知识点】为治痰热咳嗽、胆火夹痰之良药。

竹沥

功效：　清热滑痰

口诀：助理热滑

中篇　中药部分（据执业药师资格考试教材选取）

解释：助理热爱滑冰

应用：为治痰热咳喘、痰稠胶结难出之要药

口诀：倘若客串，他丑较难

解释：倘若需要客串演员，因他（助理）长的丑，较难被选中。

【执业药师考试必备知识点】治疗痰热蒙蔽清窍之佳品。

前胡

功效：　降气祛痰　宣散风热

口诀：前湖将　去探　山峰

解释：前湖将要去探望山峰。

白附子

功效：祛风止痉　解毒散结　燥湿化痰

口诀：去　京　读　结　识　他

解释：去京城读书结识的他——白附子。

白前

功效：降气　祛痰　止咳

口诀：讲七　堂　课

解释：白前老师讲了七堂课。

应用：为肺家之要药

口诀：废假

解释：白前老师连续讲了七堂课，还要废除假期。

昆布

功效：消痰软坚　利水消肿

海藻

功效：消痰软坚　利水消肿

口诀：小探员见 利 　笑 可不 害臊

解释：小探员见到利益就笑了，可不害臊了。

天竺黄

功效：　清热化痰　清心定惊

口诀：天竺热 谈 　心　 经

解释：天竺人热烈的谈论着心经。

应用：为治痰热惊痫与中风痰壅之要药

口诀：倘若闲，蜂拥至

解释：天竺人倘若闲暇便蜂拥而至，一起谈论心经。

黄药子

功效：凉血止血　化痰软坚散结　清热解毒

口诀：两 枝　花谈远见 皆　　 哭

解释：看到两枝花在谈论远见，谈着谈着都哭了。

应用：为治瘿瘤之要药

口诀：黄药婴遛

解释：黄药师抱着婴儿遛达，看到了两枝花的对话。

【执业药师考试必备知识点】使用注意：肝病患者忌服。

瓦楞子

功效：　消痰化瘀　制酸止痛　软坚散结

口诀：楞子小痰　盂 制酸　桶 软坚

解释：楞子不清楚小痰盂和制作酸菜的桶哪个软、哪个坚硬？

海蛤壳

功效： 利尿消肿 清热化痰 制酸止痛 软坚散结

口诀：海哥鸟　　青　花坛　制酸　桶 软坚

解释：海哥问鸟："青花瓷的坛子和制作酸菜的桶，哪个软？哪个坚硬？"

【执业药师考试必备知识点】用法：打碎先下，蛤粉包煎。

海浮石

功效：清热化痰 通淋 软坚散结

口诀： 请 花谈 通林　见 解

解释：海浮石请花谈论一下通过森林的见解。

应用：为治痰热咳喘之要药

口诀：它夜客船

解释：花说："我是夜里坐客船离开的森林！"

礞石

功效：消痰下气 平肝镇惊

口诀：小坛下七 瓶干 净

解释：礞石说小坛下的七个瓶子很干净。

【执业药师考试必备知识点】善下气坠痰，为治顽痰咳喘之佳品。

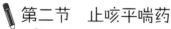

第二节 止咳平喘药

苦杏仁

功效：降气止咳平喘 润肠通便

口诀：将去 客 船 厂

解释：苦杏将要去客船厂上班。

百部

功效：　 润肺止咳 杀虫灭虱

口诀：百步刃　 可 杀虫灭虱

解释：百步之内，刀刃可以杀虫灭虱。

应用：治新久咳嗽之要药

口诀：百步信九嫂

解释：百步之内，刀刃可以杀虫灭虱，要相信九嫂。

【执业药师考试必备知识点】最善治痨嗽及百日咳。

紫苏子

功效：降气化痰 润肠通便 止咳平喘

口诀：讲话　 常　 咳喘

解释：苏子讲话时常咳喘。

桑白皮

功效：　 利水消肿 泻肺平喘

葶苈子

功效：　 利水消肿 泻肺平喘

口诀：上皮 艇 水 中 鞋飞平川

解释：上皮艇在水中玩，结果鞋甩飞到了平川。

【执业药师考试必备知识点】桑白皮：肺热之咳喘痰多。用法：泻肺平喘宜蜜炙用，利水消肿宜生用。葶苈子：痰壅肺实之咳喘。

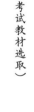

中篇　中药部分（据执业药师资格考试教材选取）

款冬花

功效：　　　　　润肺下气　止咳化痰

紫菀

功效：　　　　　润肺下气　止咳化痰

口诀：款冬花 紫碗 飞下去　磕花坛

解释：画着款冬花的紫色碗飞了下去，磕到了花坛上。

【执业药师考试必备知识点】款冬花：凡咳嗽无论外感、内伤皆可酌投，寒嗽最宜。用法：外感暴咳宜生用，肺虚久咳宜蜜炙用。紫菀：凡咳嗽无论外感、内伤皆可选用。用法：外感暴咳宜生用，肺虚久咳宜蜜炙用。

枇杷叶

功效：　　　清肺止咳　降逆止呕

口诀：琵琶青　稞 奖你 偶

解释：将琵琶和青稞奖励给你和我。

【执业药师考试必备知识点】用法：止咳宜蜜炙用，止呕宜生用。

马兜铃

功效：　　　清肺化痰　止咳平喘　清肠疗痔

口诀：马督领肺　痰　 咳　喘 经常　治

解释：马督领肺里有痰，导致咳喘，经常治疗。

【执业药师考试必备知识点】使用注意：含马兜铃酸，可损害肾脏。

白果

功效：止带缩尿　敛肺平喘

口诀：纸袋缩鸟 练飞　喘

解释：装白果的纸袋里蜷缩着一只鸟，它练习飞行累的有点喘。

胖大海

功效：　　　清宣肺气　清肠通便

口诀：胖大　海选 其　清唱通便

解释：胖老大参加海选，他的清唱有通便的感觉。

洋金花

功效：　　平喘止咳 解痉定痛

口诀：洋花瓶　子磕 姐颈定痛

解释：洋花瓶子磕到姐的脖子，一定很痛。

【执业药师考试必备知识点】外科麻醉。

中篇　中药部分（据执业药师资格考试教材选取）

第十四章 安神药

 ## 第一节 重镇安神药

朱砂

功效：　　　镇心安神　清热解毒

口诀：猪杀镇心俺婶　哭

解释：猪被杀死在镇中心，俺婶哭了。

应用：为治心火亢盛诸证之要药

口诀：猪杀火炕

解释：猪被杀死在镇中心的一家火炕上。

【执业药师考试必备知识点】用法用量：研末冲服，或入丸散，0.1～0.5g。使用注意：忌火煅。

磁石

功效：聪耳明目　纳气平喘　平肝潜阳　镇惊安神

口诀：从　命　拿起瓶　　　潜洋　诊鲸　身

解释：磁石听从命令，拿起氧气瓶，潜入海洋，诊查鲸鱼身体。

【执业药师考试必备知识点】用法用量：煎汤，9～30g，宜打碎先下。入丸散，每次1～3g。

龙骨

功效：收敛固涩 镇惊安神 平肝潜阳 收湿敛疮

口诀：收敛　　真　身　　潜洋　失联

解释：龙骨收集起来，真身则潜入海洋，失联了。

琥珀

功效：活血散瘀 利尿通淋 安神定惊

口诀：活　三　　鸟　　俺　定惊

解释：琥珀里活着三只鸟，俺定会很吃惊。

【执业药师考试必备知识点】用法：不入煎剂。

珍珠

功效：润肤祛斑 安神定惊 解毒敛疮 明目除翳

口诀：富区　安身　竟　独　床　木　椅

解释：珍珠在富区安身，竟然只有一张床和木椅。

【执业药师考试必备知识点】用法用量：研末冲，或入丸散，0.1 ~ 0.3g。

 第二节　养心安神药

酸枣仁

功效：养心安神 敛汗

口诀：杨　婶 连喊酸枣

解释：杨婶连续叫喊："酸枣！"原来杨婶是卖枣的。

应用：为治阴血亏虚之心神不安、失眠多梦、惊悸怔忡之要药

口诀：因血亏致婶不安，失眠多梦，竞争

解释：因生意血亏，导致婶感觉不安，出现失眠多梦，这些都是竞争造成的。

远志

功效：安神益智　消散痈肿　祛痰开窍

口诀：安　逸致　　臃肿　去谈开窍远志

解释：安逸导致肥胖，去找他谈谈，他开窍了，有了远大志向。

合欢皮

功效：解郁安神　活血消肿

口诀：姐遇俺婶　获些小种

解释：合欢姐遇到俺婶，获得一些小种子。

【执业药师考试必备知识点】善解肝郁而安神定志。

柏子仁

功效：　润肠通便　养心安神　止汗

口诀：白字常　　让信　深　直汗

解释：白字：错字。错字常让信的内容变深奥，看的直流汗。

夜交藤

功效：养心安神　祛风通络

口诀：夜养心神，脚疼疯了

解释：夜里本来应该睡觉养心神，怎奈脚疼的快发疯了。

第十五章 平肝息风药

第一节 平抑肝阳药

石决明

功效：平肝潜阳　　　清肝明目

口诀：石→潜洋　决明→请肝明目

解释：石头潜入海洋；决定明目的是肝，所以要请肝明目。

应用：为治肝阳上亢及肝热目疾之要药

口诀：石→潜阳→肝阳上亢　决明→清肝明目→肝热目疾

【执业药师考试必备知识点】用法用量：煎汤，6 ~ 20g，宜打碎先煎。平肝清肝宜生用，点眼应煅后水飞用。

牡蛎

功效：平肝潜阳　　软坚散结 镇惊安神 收敛固涩 制酸止痛

口诀：　　　潜洋牡蛎软坚　　　竟按　手　骨酸　痛

解释：潜到海洋底看到牡蛎，它是软还是坚硬呢？竟然按的手骨酸痛。

【执业药师考试必备知识点】用法：宜打碎先煎。平肝潜阳、软坚散结宜生用，收敛固涩、制酸止痛宜煅用。

赭石

功效：重镇降逆 平肝潜阳 凉血止血

口诀：中 奖　　　牵羊 两 只

解释：赭石中奖了，可以牵走两只羊。

【执业药师考试必备知识点】打碎先下。

蒺藜

功效：平肝 疏肝 散风止痒 祛风明目

口诀：评 书赶 三 只羊 去　 墓

解释：蒺藜正在听评书：赶三只羊去墓地。

珍珠母

功效：平肝潜阳 收湿敛疮 安神定惊　　 清肝明目

口诀：　 潜洋　 时脸撞 俺 定睛珍珠母清　 母

解释：潜到海洋底的时候，脸撞了一下，我定睛一看是珍珠母，便清除了珍珠母。

【执业药师考试必备知识点】用法：打碎先下。

罗布麻叶

功效：　 平肝清热 降血压 利水

口诀：罗马夜感 热　　 压 水

解释：罗马的夜晚感觉很热，快用压水井压水。

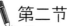

第二节　息风止痉药

羚羊角

功效：　　 清肝明目 平肝息风 凉血解毒

口诀：洋教倾　慕评戏　靓姐

解释：洋教师倾慕唱评戏的漂亮姐姐。

钩藤

功效：清热平肝　息风止痉

口诀：请　凭干　系购藤

解释：请凭关系购买藤。

【执业药师考试必备知识点】用法：后下。

天麻

功效：平抑肝阳　祛风通络　息风止痉

口诀：一　羊娶　　了媳妇天马

解释：一只羊娶了媳妇，媳妇是天马。

【执业药师考试必备知识点】治肝阳、肝风诸证，无论寒热虚实皆宜。

全蝎

功效：通络止痛　息风止痉　攻毒散结

蜈蚣

功效：通络止痛　息风止痉　攻毒散结

口诀：同骡子　喜风　景　共度三节

解释：全蝎、蜈蚣和骡子都喜欢这的风景，共度了三个季节。

【执业药师考试必备知识点】全蝎：用法用量：煎汤，3～6g；研末，每次0.6～1g。使用注意：孕妇禁用。蜈蚣：用法用量：煎汤，3～5g；研末，每次0.6～1g。使用注意：孕妇禁用。

地龙

功效：清热息风 利尿 平喘 通络

口诀： 若喜凤 鸟 传 了

解释：地龙倘若喜欢凤凰，鸟会传了口信。

僵蚕

功效：息风止痉 祛风止痛 化痰散结

口诀：媳妇 竟将蚕封 桶 坛三节

解释：媳妇竟然将蚕封在桶和坛里三个季节。

第十六章 开窍药

麝香

功效： 活血通经 开窍醒神 消肿止痛

口诀：设想获 桶晶 瞧醒神 笑 致痛

解释：设想获得一桶水晶，瞧着多醒神，保证笑到痛。

【执业药师考试必备知识点】为开窍醒神之良药，闭证神昏无论寒热皆宜，治疗血瘀诸证无论新久皆可。用法用量：入丸散，0.03 ~ 0.1g，不入煎剂。

冰片

功效： 清热止痛 开窍醒神

口诀：冰→清热→桶→开敲→醒婶

解释：冰能清热，装一桶，开始敲打冰，惊醒了婶。

应用：为治神昏窍闭之要药

口诀：神昏窍闭→冰→开敲醒神

【执业药师考试必备知识点】用法用量：入丸散，0.15 ~ 0.3g。使用注意：孕妇禁用。

石菖蒲

功效： 开窍宁神 化湿和胃

口诀：食谱瞧 参 是何味

解释：食谱上瞧到了参，它是什么味道呢？

【执业药师考试必备知识点】痰湿蒙蔽心窍之神昏；喋口痢。

苏合香

功效：开窍 辟秽 止痛

口诀： 敲 会 痛

解释：苏合香，敲它会痛。

【执业药师考试必备知识点】寒闭神昏，胸痹心痛。用法用量：入丸散，0.3 ~ 1g。

安息香

功效：开窍辟秽 行气活血 止痛

口诀： 峭壁 行七 蟹 同安息

解释：悬崖峭壁上行走的七只螃蟹一同入睡。

【执业药师考试必备知识点】用法用量：入丸散，0.6 ~ 1.5g。

第十七章 补虚药

第一节 补气药

人参

功效：大补元气 生津止渴 安神益智 补脾益肺

口诀：人不愿　升 职渴安 逸　　 易废

解释：人如果不愿意升职，渴望安逸，容易颓废。

应用：为补气强身之要药

口诀：人参人参，补气强身

【执业药师考试必备知识点】用法用量：煎汤，3～9g，大补元气可用15～30g。

党参

功效：补中益气 生津养血

口诀：重 七　斤样靴

解释：党参重达七斤，模样像靴子。

西洋参

功效：　　　 清热生津 补气养阴

口诀：西洋参 清热 津 补气 阴

【执业药师考试必备知识点】阴虚热盛之咳嗽痰血。

黄芪

功效：补气升阳　益卫固表　利水消肿　托毒生肌

口诀：升阳不起　一味　　　睡　　　肚饥

解释：太阳升起也不起床，一味的睡觉，直到肚子饥饿。

【执业药师考试必备知识点】气血双亏，血虚萎黄，血痹肢麻，半身不遂，消渴。

白术

功效：补气健脾　　安胎　燥湿利水　止汗

口诀：　七剑劈白猪抬　早市里　　直汗

解释：七剑劈白猪，抬到早市里，累的直流汗。

【执业药师考试必备知识点】用法：补气健脾宜炒用，健脾止泻宜炒焦用，燥湿利水宜生用。

山药

功效：　　益气养阴　补脾肺肾　固精止带

口诀：山腰一起　饮　　啤肥身　古井

解释：在山腰一起喝啤酒，一个肥胖身体的朋友喝醉了，掉进古井。

应用：治肾虚不固之要药

口诀：身虚不固

解释：因为他身体虚弱，不能固定在坐位上，所以掉进古井。

【执业药师考试必备知识点】消渴证。

刺五加

功效：补气健脾　　益肾强腰　养心安神　活血通络

口诀：　七剑刺五 一神 药让 俺 活　 了

解释：七剑刺中五剑，生命垂危，一种神药让我活了。

甘草

功效：缓急止痛 益气补中 缓和药性 解毒 祛痰止咳

口诀：患疾致 易泣不 　喝药 　独 痰 咳

解释：甘草患了疾病导致容易哭泣、不喝药，独自在那吐痰、咳嗽。

【执业药师考试必备知识点】治疗心气虚之心动悸、脉结代。使用注意：湿盛中满者不宜服用，不宜大量久服。

太子参

功效：补气生津

口诀：　七 斤

解释：太子出生时七斤。

白扁豆

功效：健脾化湿 消暑解毒

口诀：　批 　示 小鼠解肚白扁豆

解释：批示小鼠解决肚子饥饿可以吃白扁豆。

大枣

功效：　补中益气 养血安神 缓和药性

口诀：大早不种 其 仰歇安神 何药行

解释：大清早不种地，他仰面歇息，安神便是睡着了。什么药可以治这种懒病呢？

【执业药师考试必备知识点】治疗血虚脏躁。

红景天

功效：益气 活血通脉 平喘

口诀：遗弃 活蟹同卖　串

解释：红和景天遗弃了活蟹，一同卖串。

绞股蓝

功效：益气健脾 清热解毒 祛痰止咳

口诀：一　舰搅乱　六　　坦　克

解释：一艘军舰搅乱了六辆坦克。

【执业药师考试必备知识点】治疗癌肿。

蜂蜜

功效：　补中缓急　解毒 滑肠通便　润肺止咳

口诀：蜜蜂中　　毒　　便 晕飞止

解释：蜂蜜→蜜蜂，蜜蜂中毒后便晕了，飞行也停止了。

饴糖

功效：缓急止痛 补脾益气　润肺止咳

口诀：患　童 脾 气一糖认　可

解释：患病的儿童有脾气，给他一块糖就会得到认可，就不发脾气了。

 第二节　补阳药

鹿茸

功效：　益精血 调冲任 托疮毒 强筋骨 壮肾阳

口诀：鹿易惊　冲　闯　　故　慎养

解释：鹿容易受惊，横冲直闯，所以谨慎喂养。

【执业药师考试必备知识点】为治肾阳不足、精血亏虚证之首选。用法用量：研末冲服，1～2g。或入丸散。使用注意：宜从小剂量开始，逐渐加量。

肉苁蓉

功效：补肾阳 益精血 润肠通便

锁阳

功效：补肾阳 益精血 润肠通便

口诀：肉苁蓉 锁阳，肾阳 精血 肠

巴戟天

功效：　　　补肾阳　祛风湿　强筋骨

仙茅

功效：　　　补肾壮阳 祛寒除湿 强筋健骨

淫羊藿

功效：　　　补肾阳　祛风湿　强筋骨

口诀：八 仙 人捕神羊　去 食　强筋骨

解释：八仙人捕获一只神羊，去吃可以强筋健骨。八仙人＝巴戟天 仙茅 淫羊藿

应用：巴戟天为治肾阳虚衰或兼风湿之要药

口诀：神羊虚衰8天，风食

解释：神羊虚衰了8天，最终变成了风味美食。

杜仲

功效：　安胎 补肝肾 强筋骨

口诀：肚中胎 不敢伸　筋骨

中篇　中药部分（据执业药师资格考试教材选取）

解释：肚中有胎儿，所以不敢伸直筋骨。

应用：为治肾虚腰膝酸软或筋骨无力之要药

口诀：肚中有胎，身虚，腰软故无力

解释：肚中有胎儿，身体虚弱，腰还软，所以没劲儿。

【执业药师考试必备知识点】治疗高血压属肝肾亏虚者。

续断

功效： 补肝肾 行血脉 续筋骨

口诀：徐断补 身 血脉 筋骨

解释：徐断了，骨折了，快补身体里的血脉和筋骨。

应用：为内科补肝肾、妇科止崩漏、伤科疗折伤之要药

口诀：内科补身、妇科绷、伤科疗伤

解释：徐断了，骨折了，内科给他补身体、妇科给他缠绷带、伤科给他治疗外伤。

【执业药师考试必备知识点】治疗胎动欲坠。

补骨脂

功效： 补肾壮阳 温脾止泻 纳气平喘 固精缩尿

口诀：不顾止沈 阳 皮 鞋 拿起 穿故 锁

解释：不顾制止，沈阳的皮鞋他拿起就穿，所以要上锁。

应用：为脾肾阳虚泄泻之要药

口诀：批沈阳鞋

解释：不顾制止穿上沈阳鞋，感觉很舒适，所以他要从此批发沈阳鞋。

益智仁

功效：　暖肾固精缩尿　温脾止泻摄唾

口诀：一只暖身孤　　鸟　闻皮　鞋　唾

解释：一只暖和身体的孤鸟闻了闻皮鞋，向里吐了口唾沫。

蛤蚧

功效：　助肾阳　补肺气　益精血　定喘嗽

口诀：哥姐沈阳　不飞　　已经　　订船

解释：哥哥姐姐去沈阳不坐飞机，已经订了船票。

菟丝子

功效：固精缩尿　补阳益阴　　明目　止泻　安胎　生津

口诀：古井缩　　　　阳　阴兔子母　携　胎　生金

解释：古井里蜷缩着一公一母两只兔子，母兔携带着胎儿，最后生下一只小母兔（千金）。

骨碎补

功效：活血　止痛　补肾　续伤

口诀：活　　动　不慎　　伤骨碎

解释：活动时不慎受伤，造成骨碎。

冬虫夏草

功效：　益肾补肺　　　　止血化痰

口诀：冬虫身　飞　夏草植　花坛

解释：冬虫身体会飞，夏草种植在花坛。

应用：为治肺肾亏虚之要药

口诀：冬虫夏草肥婶亏

解释：肥婶卖冬虫夏草亏本了。

核桃仁

功效： 温肺 润肠 补肾

口诀：核桃 闻非 常 补身

解释：听说吃核桃非常补养身体。

紫河车

功效：益气养血 温肾补精

口诀：一起 学自行车稳身不惊

解释：一起学骑自行车，稳住身体就不会惊慌。

【执业药师考试必备知识点】为平补气血精阳之品。治疗癫痫久发，气血亏虚。

沙苑子

功效： 养肝明目 补肾固精

口诀：沙子扬 目 甚 惊

解释：沙子扬到眼睛里，非常惊慌。

狗脊

功效： 祛风湿 强腰膝 补肝肾

口诀：狗急疯似 咬 赶婶

解释：狗急了，疯了似的叫，它要赶走婶子。

海马

功效：补肾助阳 活血散结 消肿止痛

口诀： 身猪样 学 姐笑 痛

解释：海马身体长的像猪一样，学姐笑到痛。

第三节　补血药

当归

功效：　　　调经止痛　润肠通便　补血活血

口诀：当龟跳井致痛　　　便捕　获

解释：当乌龟跳进井里，导致疼痛，便被捕获。

应用：为妇科调经之要药

口诀：当龟跳井妇跳井

解释：当乌龟跳进井里，妇女也跳到井里捕获它。

【执业药师考试必备知识点】内科补血之佳品。

熟地黄

功效：　　　补血滋阴　补精益髓

口诀：熟弟补血　饮　鲸　髓

解释：熟弟为了补血，饮下鲸鱼骨髓。

应用：为治血虚精亏或阴液不足之要药

口诀：熟弟血虚，银不足

解释：熟弟血虚，但银子不足，买不起药，所以只能通过饮下鲸鱼骨髓的方法来补血。

【执业药师考试必备知识点】可治须发早白。

何首乌

功效：解毒　截疟　补益精血　润肠通便

口诀：姐　姐　　　已经　　　　变首乌

解释：姐姐已经变的头发乌黑。

【执业药师考试必备知识点】可治须发早白。

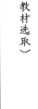

白芍

功效：平抑肝阳 敛阴止汗 养血调经 柔肝止痛

口诀： 一 羊脸 汗羊 竟肉 痛

解释：白芍看到一只羊脸上在流汗，问其原因，羊竟然说自己肉痛。

阿胶

功效： 补血止血 滋阴润燥

口诀：阿娇不 知学 因 躁

解释：阿娇不知道学习，因为太浮躁。

应用：为治血虚、阴虚诸证之要药

口诀：阿娇学需银

解释：阿娇辩解，自己并不是浮躁，而是上学需要银子。

【执业药师考试必备知识点】血虚眩晕、心悸。妊娠胎漏。用法：入汤剂应烊化再与药液合兑。止血宜蒲黄炒，润肺宜蛤粉炒。

龙眼肉

功效：补心脾 益气血 安心神

口诀：不信劈 仪器削 俺信

解释：龙眼肉？不信劈开看，用仪器削了测试，俺信了。

 第四节 补阴药

南沙参

功效：清肺养阴 祛痰 益气

口诀： 肥羊因 瘫 遗弃

解释：南沙的肥羊因为瘫了遭遗弃。

【执业药师考试必备知识点】善治肺胃阴虚有热诸证，兼气虚或夹痰者尤宜。

北沙参

功效：养阴清肺 益胃生津

口诀：杨 妃 围 巾 被杀

解释：杨妃戴着围巾被杀。

麦冬

功效： 养阴润肺 益胃生津 润肠通便 清心除烦

口诀： 因 肥 一 斤 便 心 烦

解释：麦冬因为又肥胖了一斤就开始心烦。

石斛

功效： 养胃生津 滋阴除热 明目 强腰

口诀：石壶卫生 自 热 母 要

解释：石壶很卫生，有自热功能，母亲要一个。

【执业药师考试必备知识点】可治疗内热消渴。

黄精

功效： 滋阴润肺 补脾益气

玉竹

功效： 滋阴润肺 生津养胃

口诀：黄精玉竹因 肥 黄精脾 气 玉竹禁 胃

解释：黄精和玉竹这两个人因为肥胖，黄精变的有脾气，而玉竹则制止了多余的胃口。

【执业药师考试必备知识点】黄精：为平补气阴之品。玉竹：治疗阴虚外感。

枸杞子

功效：　滋补肝肾　明目　润肺

口诀：狗子不干甚　目　人吠

解释：小狗不干什么事，只知道见人就叫。

女贞子

功效：　明目乌发　滋肾补肝　清虚热

口诀：女子明目乌发　身　感　虚弱

解释：女子有双明亮的眼睛和乌黑的头发，身体感觉很虚弱。

龟甲

功效：　滋阴潜阳　益肾健骨　养血补心　凉血止血

口诀：龟甲自认谦让　易胜　故　仰歇不醒　凉　之

解释：乌龟第一的故事（龟兔赛跑），兔子自认谦让乌龟也容易胜利，所以仰面歇息熟睡不醒，最后输了，凉凉了。

【执业药师考试必备知识点】治疗肾虚之腰膝痿弱。用法：打碎先下。

鳖甲

功效：滋阴潜阳　软坚散结　退热除蒸

口诀：　阴　阳　软坚　　出征

解释：鳖甲当盔甲，有女版（阴）、男版（阳）、有软的、有坚硬的，都是出征用的。

【执业药师考试必备知识点】久疟疟母，癥瘕。

天冬

功效：润肠通便　清肺润燥　滋阴降火

口诀：天冬变　肥皂　银奖

解释：天冬变肥皂的魔术得了银奖。

百合

功效：　养阴润肺　清心安神

口诀：百合养　肥请　俺婶

解释：想把百合花养的苗壮，那得请我婶来。

墨旱莲

功效：凉血止血　滋阴益肾

口诀：两枝　隐身

解释：墨旱莲有两枝隐身了。

【执业药师考试必备知识点】可治须发早白。

桑椹

功效：　生津　润肠　滋阴补血

口诀：桑婶经　常资　学

解释：桑婶经常资助学生。

哈蟆油

功效：　补肾益精　养阴润肺

口诀：蛤蟆深　井样　肥

解释：蛤蟆住在深井里，样子肥胖。

中篇　中药部分（据执业药师资格考试教材选取）

楮实子

功效：　　滋阴益肾 清肝明目 利尿

口诀：储石子因　婶　赶鸣　　鸟

解释：储蓄石子，因为婶子要用它驱赶鸣叫的鸟。

第十八章 收涩药

五味子

功效：收敛固涩 益气生津 补肾宁心

口诀： 练鼓 一起 进 步婶宁心

解释：五位孩子练习打鼓，一起进步，婶看到了很安心。

应用：为补虚强壮收涩之要药

口诀：五子练鼓，需强壮手

解释：五位孩子练习打鼓，需要强壮的手部肌肉。

乌梅

功效： 涩肠 生津 敛肺 安蛔 止血

口诀：乌梅 sir 常 津 飞 安徽 制鞋

解释：乌梅先生常从天津飞到安徽去制鞋。

【执业药师考试必备知识点】治疗蛔厥腹痛。

椿皮

功效：清热燥湿 止血 止带 涩肠 杀虫

口诀：请 师 只学 逮 长 虫

解释：椿皮请个老师只学逮长虫。

赤石脂

功效：涩肠止泻 止带 止血 外用收湿敛疮生肌

口诀： 常 携 带 只蟹外 食 创 记

解释：赤石常携带一只螃蟹在外面吃，并创造了记录。

莲子

功效：益肾固精 补脾 止泻 止带 养心安神

口诀：衣裳古镜　皮 鞋 纸袋　心安

解释：莲子将衣裳、古镜、皮鞋装进纸袋，这样就心安了。

【执业药师考试必备知识点】治疗心肾不交之虚烦、惊悸失眠。

山茱萸

功效：补益肝肾 收敛固脱

口诀：　感身 瘦　骨山煮鱼

解释：感觉身体瘦如骨，山上煮鱼补一补。

应用：为阴阳并补之品

口诀：山煮鱼，阴阳补

解释：山上煮鱼，女人和男人吃了都可以滋补。

桑螵蛸

功效：补肾助阳 固精缩尿

口诀：　煮羊　惊 鸟

解释：桑螵蛸竟敢煮羊，这件事惊吓到了鸟。

应用：为治肾阳亏虚、精滑不固之要药

口诀：羊虚 滑

解释：因为羊虚弱，滑倒，所以桑螵蛸才敢煮羊。

海螵蛸

功效：　固精 止带 收湿敛疮 收敛 止血 制酸 止痛

口诀：海啸惊 呆 手 脸撞 手脸 血 致酸 痛

解释：海啸来了，先是惊呆，然后快跑，手脚撞到流血，导致酸痛。

【执业药师考试必备知识点】治崩漏带下效佳。

诃子

功效：涩肠　利咽　敛肺下气

口诀：sir常和子演　练　下棋

解释：先生常和儿子演练下棋。

【执业药师考试必备知识点】治疗失音。

肉豆蔻

功效：　涩肠止泻　温中行气

口诀：肉豆肠子　闻　腥气

解释：用肉和豆子做成的肉肠子闻起来有腥气味。

芡实

功效：　　益肾固精　补脾祛湿

口诀：前世一深古井　捕痞去世

解释：前世是在一口深古井里，抓捕痞子去世的。

覆盆子

功效：益肾　固精　缩尿　养肝　明目

口诀：一神　经　鸟仰　　慕盆子

解释：一只神经兮兮的鸟仰慕盆子。

浮小麦

功效：　　　益气　除热　止汗

口诀：浮小卖仪器　除热　制寒

中篇　中药部分（据执业药师资格考试教材选取）

解释：浮小卖的仪器可以除热、制寒。

金樱子

功效： 固精缩尿 涩肠止泻 固崩止带

口诀：金鹰惊 鸟 肠子泻 绷 带

解释：金鹰惊到了鸟，鸟肠子泻，快拿绷带。

五倍子

功效： 涩肠固精 敛肺降火 敛汗止血 收湿敛疮

口诀：五被子场 景 肺 火 脸汗直泄 湿了床

解释：想象盖五床被子的场景：容易捂出肺火，脸上汗水直泄，弄湿了床。

麻黄根

功效： 收敛止汗

口诀：麻黄跟恋至韩

解释：麻黄跟恋人到了韩国。

糯稻根

功效：益胃生津 止汗退热

口诀： 围 巾 直汗忒热

解释：糯稻戴着围巾直流汗，忒热了。

罂粟壳

功效：敛肺 止痛 涩肠

口诀：婴肺 同 肠

解释：婴儿患病大多就是肺病和肠病。

应用：为治痛证之要药

口诀：婴稚童

解释：婴儿再长大一些就是稚童了。

【执业药师考试必备知识点】用法用量：煎汤，3～6g。

使用注意：咳嗽与泻痢初起者忌服。有毒易成瘾，故不宜大量或久服。孕妇及儿童禁用，运动员慎服。

石榴皮

功效：涩肠止泻 止血 杀虫

口诀：sir常 治蟹 杀虫

解释：石榴先生经常治疗螃蟹，杀死虫子。

第十九章 涌吐药

常山

功效：涌吐痰饮 截疟

口诀：有吐痰人 皆捏

解释：常山上有吐痰的人？都是捏造的。

应用：治疟疾寒热之要药

口诀：有人捏造常山上时寒时热

【执业药师考试必备知识点】用法：涌吐宜生用，截疟宜酒炒用。

瓜蒂

功效：内服涌吐热痰、宿食；外用研末吹鼻，引去湿热

口诀：瓜弟内 吐痰 速食 外 比 吟诗

解释：瓜弟在屋内吐了口痰，快速吃饭，然后到外面比赛吟诗。

【执业药师考试必备知识点】若呕吐不止，用麝香0.01～0.015g，开水冲服可解。

藜芦

功效：涌吐风痰 杀虫疗癣

口诀：用土封坛 杀虫了

解释：李露用土封住坛子，从而起到杀死坛中虫子的目的。

第二十章 杀虫燥湿止痒药

雄黄

功效： 解毒 杀虫 截疟定惊 燥湿祛痰

口诀：雄黄毒 虫 捏订金 十坛

解释：雄黄酒可以毒死虫子（联想雄黄酒可以毒白蛇），（许公子）捏着订金买了十坛。

【执业药师考试必备知识点】忌火煅。

硫黄

功效：外用解毒杀虫止痒 内服补火助阳通便

口诀：外 堵杀 羊内 补火煮羊 鞭

解释：硫黄在外面（外）堵截杀羊，回到家（内）补火煮羊鞭。

【执业药师考试必备知识点】用法用量：入丸散，1.5 ~ 3g。

轻粉

功效：外用杀虫 攻毒 敛疮 内服祛痰消积 逐水通便

口诀：外用沙 攻 窗内 他消极 逐水桶

解释：轻粉在外面用沙子攻击窗户，回到家（内）他消极的追逐着水桶。

【执业药师考试必备知识点】治疗梅毒。用法用量：内服入丸散或装胶囊，每次0.1 ~ 0.2g，每日1 ~ 2次。使用注意：服后及时漱口，以免口腔糜烂。

白矾

功效：　外用解毒杀虫 燥湿止痒 内服清热消痰 止血止泻

口诀：白饭外　毒杀　十只羊 内　热小坛 子血 蟹

解释：白饭 + 在外面（外）毒杀了十只羊，家里（内）热一下小坛子里的血蟹 = 一顿饭。

【执业药师考试必备知识点】可治湿热黄疸。

蛇床子

功效：杀虫止痒 燥湿祛风 温肾壮阳

口诀：杀　只羊 找师去缝 问婶装羊

解释：蛇床上误杀一只羊，找师傅去缝好伤口，问婶怎么办，婶说你还是假装羊吧。

露蜂房

功效：　祛风止痛 攻毒杀虫

口诀：蜂房驱蜂致痛 公　傻

解释：到蜂房驱蜂赶蜂，导致疼痛，老公这样做真傻。

【执业药师考试必备知识点】顽癣，鹅掌风。

铅丹

功效：外用敛疮生肌 拔毒止痒　内服坠痰镇惊 攻毒截疟

口诀：外　连撞　击八 只羊　内 坠　井公捏

解释：铅丹在外面连续撞击了八只羊，在屋内坠到井里，老公将它捏起。

土荆皮

功效：　疗癣　杀虫　止痒

口诀：涂静选　宠　羊

解释：涂静选宠物，她选了一只羊。

应用：为治癣痒之要药

口诀：涂静选羊

【执业药师考试必备知识点】使用注意：不作内服。

中篇　中药部分（据执业药师资格考试教材选取）

第二十一章　拔毒消肿敛疮药

斑蝥

功效：　散结消癥　破血逐瘀　攻毒蚀疮

口诀：班毛三姐　蒸破　　鱼共食

解释：班里毛三姐蒸破鱼，做好了一起吃。

【执业药师考试必备知识点】使用注意：外涂皮肤宜小面积暂用。有大毒，内服宜慎，孕妇禁用。

蟾酥

功效：开窍醒神　解毒　消肿　止痛

口诀：蟾翘　身　肚　肿　痛

解释：蟾翘起身体，因为肚子肿痛。

【执业药师考试必备知识点】治疗痧胀腹痛吐泻。使用注意：外用不可入目。孕妇慎用。

马钱子

功效：　散结消肿　通络止痛

口诀：马子皆小　　骡子

解释：马的孩子都是小骡子。

升药

功效：　拔毒去腐

口诀：升拔　去腐

解释：升→向上→拔去腐肉

应用：为治疮疡溃烂、腐肉不去之要药

口诀：疮疡溃烂、腐肉不去→升→向上→拔去腐肉

【执业药师考试必备知识点】用法：外用：适量，多与煅石膏研末同用，不用纯品。

炉甘石

功效：　　明目去翳　收湿生肌

口诀：卢干事牧　医　收拾　鸡

解释：卢干事命令牧医收拾鸡。

应用：为眼科之要药

口诀：卢干事眼科

解释：卢干事命令牧医收拾鸡，然后去眼科看病。

【执业药师考试必备知识点】用法：水飞点眼。

儿茶

功效：　　清肺化痰　生肌止血　收湿敛疮　活血止痛

口诀：儿茶清　华　生机智　收拾　床　活　动

解释：儿子的名字叫茶，是清华大学的学生，人很机智，他正在收拾床，准备出去活动。

砒石

功效：外用蚀疮祛腐　内服截疟　劫痰平喘

口诀：　师　傅　蹑劫　船

解释：砒石的师傅蹑手蹑脚的去劫持船。

【执业药师考试必备知识点】用法用量：内服入丸散，每次 0.002～0.004g。

硼砂

功效：外用清热解毒　内服清肺化痰

口诀：篷沙清　洁　　　清　花坛

解释：帐篷里有沙子，需要清洁一下，然后再去清洁花坛。

【执业药师考试必备知识点】用法用量：入丸散，每次 1 ~ 3g。

大蒜

功效：解毒　消肿　杀虫　止痢

口诀：姐　　种沙　里

解释：姐把大蒜种在沙子里。

【执业药师考试必备知识点】解鱼蟹中毒。用法用量：内服：生食，煮食，煎汤，9 ~ 15g。

猫爪草

功效：　解毒消肿　化痰散结

口诀：猫爪毒　重　划瘫三姐

解释：猫的爪子毒很重，划瘫了三姐。

毛莨

功效：发疱止痛　攻毒杀虫

口诀：发炮　筒供　杀虫

解释：发个炮筒用于杀掉虫子。

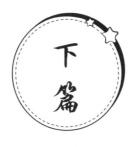

下篇

中成药部分

（据执业药师资格考试教材选取）

第一章 内科常用中成药

第一节 解表剂

桂枝合剂

功效：解肌发表 调和营卫

口诀：解饥 调和营卫

解释：桂枝帮助解决饥饿问题（会做饭），还可以调和营长与卫兵之间的关系。

【执业药师考试必备知识点】感冒风寒表虚证，症见汗出恶风。注意事项：服药后多饮热开水或热粥，覆被保暖，取微汗为度。

表实感冒颗粒

功效：   发汗解表   祛风散寒

口诀：表实→发汗解表 感冒→祛风散寒

解释：表实证治宜发汗解表；药名中有感冒二字，但无单味药名，就是祛风散寒。

【执业药师考试必备知识点】感冒风寒表实证，症见恶寒重，无汗，头项强痛。注意事项：因含有麻黄，故高血压、心脏病者慎用。

感冒清热颗粒

功效： 疏风散寒 解表清热

口诀：感冒→疏风散寒 清热→解表清热

解释：药名中有感冒二字，但无单味药名，就是疏风散寒；解表可清热。

【执业药师考试必备知识点】风寒感冒，症见发热，恶寒身痛，咽干。注意事项：不宜同时服用滋补性中药。

正柴胡饮颗粒

功效： 发散风寒 解热止痛

口诀：整柴火→散 寒→ 热 痛

解释：整些柴火驱散风寒，结果热到痛。

【执业药师考试必备知识点】风寒感冒，症见发热，无汗，四肢酸痛；流感初起。

银翘解毒丸

功效： 疏风解表 清热解毒

口诀：银撬叔疯姐 哭

解释：银子被小偷撬走，叔疯了，姐哭了。

【执业药师考试必备知识点】风热感冒，症见口干、咽痛等。

桑菊感冒片

功效： 宣肺止咳 疏风清热

口诀：桑菊宣 咳 风 热感冒

解释：桑菊宣布它咳嗽了，得了风热感冒。

【执业药师考试必备知识点】风热感冒初起。

双黄连合剂

功效：清热解毒　疏风解表

口诀：　　六　　　叔凤姐表双簧

解释：六叔和凤姐表演双簧。

【执业药师考试必备知识点】风热感冒。

羚羊感冒胶囊

功效：清热解表

口诀：　　热　表

解释：羚羊感冒了，发热在肌表。

【执业药师考试必备知识点】流行性感冒，症见头晕、胸闷等。

连花清瘟胶囊

功效：　　　清瘟解毒　宣肺泄热

口诀：清瘟→清瘟　毒；连花清瘟可治新冠，新冠有肺热，即可宣肺泄热

【执业药师考试必备知识点】流行性感冒属热毒袭肺证。

九味羌活丸

功效：　疏风解表　散寒除湿

口诀：九位凤姐　　　喊厨师

解释："来了九位客人！"，服务员凤姐大声喊厨师。

【执业药师考试必备知识点】外感风寒挟湿所致的感冒，无汗、头重而痛。

下篇　中成药部分（据执业药师资格考试教材选取）

荆防颗粒

功效：解表散寒 祛风胜湿

口诀： 彪悍 风湿

解释：荆防长的彪悍，但有风湿病。

【执业药师考试必备知识点】外感风寒夹湿所致的感冒、咳嗽。

午时茶颗粒

功效：祛风解表 化湿和中

口诀： 逢姐 时喝盅午时茶

解释：遇到姐姐的时候，我们喝了一盅午时茶。

【执业药师考试必备知识点】外感风寒、内伤食积证。

藿香正气水

功效： 解表化湿 理气和中

口诀：藿香整汽水姐表 示 其喝盅

解释：藿香整了一瓶汽水，姐表示她要喝一盅。

【执业药师考试必备知识点】外感风寒，内伤湿滞或夏伤暑湿感冒，症见头痛昏重；胃肠型感冒。注意事项：服藿香正气水不得驾驶汽车或操作精密仪器，对乙醇过敏者禁用，过敏体质慎用。

保济丸

功效： 解表 祛湿 和中

口诀：饱即表 示 喝

解释：饱了就表示可以喝点东西。

【执业药师考试必备知识点】暑湿感冒；晕车晕船。注意事项：孕妇禁用。

参苏丸

功效： 疏风散寒 益气解表 祛痰 止咳

口诀：神速叔 喊 一起 飙 坦 克

解释：神速叔喊一起来飙坦克。

【执业药师考试必备知识点】身体虚弱，感受风寒所致的感冒，症见咳嗽痰多、乏力气短。

📝 第二节 祛暑剂

六一散

功效：清暑利湿

口诀： 舒 适

解释：六一节孩子们过的很舒适。

【执业药师考试必备知识点】感受暑湿；外用治痱子。

甘露消毒丸

功效： 芳香化湿 清热解毒

口诀：甘露小芳 华十 六

解释：甘露还小，芳华十六岁。

【执业药师考试必备知识点】暑湿蕴结，症见尿赤黄疸。

紫金锭散

功效： 辟瘟解毒 消肿止痛

口诀：紫金殿避瘟 毒 消众之痛

解释：紫金殿里在开会，研究如何避免瘟疫之毒，从而消除众生之痛。

【执业药师考试必备知识点】中暑；外用治疗疔疮疖肿。
注意事项：孕妇忌用。

六合定中丸

功效：　　　　　祛暑除湿　和中消食

口诀：六盒订中去　厨师　核　　实

解释：六盒盒饭订的是中午吃？去了个厨师，核实此事。

【执业药师考试必备知识点】夏伤暑湿，宿食停滞。

十滴水

功效：健胃　祛暑

口诀：见卫　去数

解释：看见门卫去数十滴水。

【执业药师考试必备知识点】中暑，胃肠不适。注意事项：
孕妇忌用，驾驶员和高空作业者慎用。

清暑益气丸

功效：　　　祛暑利湿　　　补气生津

口诀：清暑祛暑　湿　益气补气　津

【执业药师考试必备知识点】中暑受热，气津两伤。

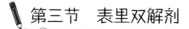

第三节　表里双解剂

葛根芩连丸

功效：　　　　　清热解毒　利湿止泻　解肌透表

口诀：哥跟芩连玩六　　　　　十只鞋　借机偷表

解释：哥跟芩连玩六十只鞋，借机偷走手表。

【执业药师考试必备知识点】湿热蕴结所致的泄泻；风热感冒。注意事项：脾胃虚寒腹泻、慢性虚寒性痢疾慎用。

双清口服液

功效：　　　疏透表邪　　清热解毒

口诀：双清：一清透表邪，二清热解毒

【执业药师考试必备知识点】风温肺热，卫气同病；急性支气管炎。

防风通圣丸

功效：解表通里 清热解毒

口诀：　表同里 清　　毒方通胜

解释：表和里都清除病毒，治病方能通向胜利。

【执业药师考试必备知识点】外寒内热，表里俱实，瘰疬初起。

第四节　泻下剂

通便宁片

功效：　　　泻下通便　宽中理气

口诀：通便→泻下通便 宽中 其宁

解释：通便了，宽舒了脾胃（中），他就平静了。

【执业药师考试必备知识点】肠胃实热积滞所致的便秘。

注意事项：孕妇、哺乳期、月经期妇女禁用。

当归龙荟丸

功效：　　　　泻火通便

口诀：当归龙荟火　边　玩

解释：当归和龙荟在火边玩耍。

【执业药师考试必备知识点】肝胆火旺所致的便秘。

九制大黄丸

功效：　　　　泻下导滞

口诀：九只大黄吓到侄

解释：九只大黄狗，吓到了侄子。

【执业药师考试必备知识点】胃肠积滞所致的便秘、停食停水。

麻仁胶囊

功效：润肠通便

口诀：麻仁通便

【执业药师考试必备知识点】肠热津亏所致的便秘，症见大便干结难下。

增液口服液

功效：养阴生津　增液润燥

口诀：　引　津　增液润燥

解释：引来津液，增加了液体量，就可以润燥。

【执业药师考试必备知识点】高热后，阴津亏损所致的便秘。

通便灵胶囊

功效：　　　　泻热导滞　润肠通便

口诀：通便灵→泻热导致 通便

解释：灵字有火，所以是通过泄热来导致排便。

【执业药师考试必备知识点】热结便秘，长期卧床便秘，老年习惯性便秘。注意事项：孕妇、哺乳期、月经期妇女禁用。

苁蓉通便口服液

功效： 滋阴补肾 润肠通便

口诀：从容→自认不甚 自认不严重，会很从容。

通便→润肠通便

【执业药师考试必备知识点】中老年、病后产后等虚性便秘，习惯性便秘。

舟车丸

功效：行气逐水

口诀：行起注水

解释：舟车行走起来就需要注水。

【执业药师考试必备知识点】水停气滞所致的水肿，症见蓄水腹胀，大便秘结。

尿毒清颗粒

功效： 通腑降浊 活血化瘀 健脾利湿

口诀：尿：通 降浊毒：获 愈清：（请）健 食

解释：尿道通畅就可降污浊，尿毒症可获得痊愈，以后请健康饮食。

【执业药师考试必备知识点】脾肾亏损，湿浊内停，瘀血阻滞；慢性肾功衰竭（尿毒症早期）。

第五节 清热剂

龙胆泻肝丸

功效：　　　　清肝胆 利湿热

口诀：龙胆携肝玩 肝胆 食热

解释：龙胆拉着肝一起玩，随后肝胆又一起吃热东西。

【执业药师考试必备知识点】肝胆湿热证。

黄连上清丸

功效：　　　　散风清热 泻火止痛

口诀：黄恋上清三封情 写 指痛

解释：黄恋上了清，写了三封情书，写到手指疼痛。

【执业药师考试必备知识点】风热上攻，肺胃热盛所致暴发火眼。

一清颗粒

功效：清热泻火解毒 化瘀凉血止血

口诀：　惹 祸 毒 鱼两 只

解释：一清惹祸了，因为他毒杀了两只鱼。

【执业药师考试必备知识点】火毒血热所致的吐衄、咯血、痔血；咽炎、扁桃体炎、牙龈炎。

黛蛤散

功效：　　　清肝利肺 降逆除烦

口诀：代哥赶 飞 见你 烦

解释：代哥着急赶飞机，见你就烦。

【执业药师考试必备知识点】肝火犯肺证。

牛黄上清丸

功效：　　　　清热泻火　散风止痛

口诀：牛　皇上请　卸货　封职

解释：牛，皇上请你卸货，然后册封官职。

【执业药师考试必备知识点】热毒内盛，风火上攻所致的头痛眩晕。

清胃黄连丸

功效：　　清胃泻火　解毒消肿

口诀：清胃→清胃

　　　　黄连→泻火　　解毒

【执业药师考试必备知识点】肺胃火盛所致的口舌生疮、齿龈、咽喉肿痛。

牛黄解毒丸

功效：　　　　清热解毒

口诀：牛黄解毒　清热解毒

【执业药师考试必备知识点】火热内盛所致咽喉肿痛、牙龈肿痛、口舌生疮、目赤肿痛。注意事项：含有雄黄，不宜过量、久服。

牛黄至宝丸

功效：　　　　泻火通便　清热解毒

口诀：牛　皇　至宝　卸货　便　　哭

解释：牛驮着皇上的至宝，卸货后便哭了，可能太沉了吧。

【执业药师考试必备知识点】胃肠积热所致口燥咽干、大便燥结。

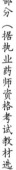

下篇　中成药部分（据执业药师资格考试教材选取）

新雪颗粒

功效：清热解毒

口诀：清　洁

解释：新下的雪，需要清洁。

【执业药师考试必备知识点】外感热病，热毒壅盛证，症见高热、烦躁。

芩连片

功效：　　清热解毒　消肿止痛

口诀：芩连骗哭　　　肿　痛

解释：芩连被骗，所以哭到肿痛。

【执业药师考试必备知识点】脏腑蕴热；疮疖肿痛。

导赤丸

功效：　　　　　利尿通便　　　　　清热泻火

口诀：导→导二便→利尿通便　赤→赤如火→清热泻火

【执业药师考试必备知识点】火热内盛所致小便短赤、大便秘结。

板蓝根颗粒

功效：凉血利咽　清热解毒

口诀：凉　咽　热　毒

解释：板蓝根可以凉咽喉里的热毒，所以可以治咽喉肿痛。

【执业药师考试必备知识点】肺胃热盛所致的咽喉肿痛，腮部肿胀；急性扁桃体炎、腮腺炎。

清热解毒口服液

功效：清热解毒

【执业药师考试必备知识点】热毒壅盛所致的发热面赤、烦躁；流感、上呼吸道感染。

抗癌平丸

功效：散瘀止痛 清热解毒

口诀：善于止痛   苦

解释：抗癌平善于制止痛苦。

【执业药师考试必备知识点】热毒瘀血壅滞所致的消化道肿瘤。

西黄丸

功效：清热解毒 消肿散结

口诀： 热毒 肿 结西黄丸

解释：热毒导致的肿结用西黄丸治疗。

【执业药师考试必备知识点】热毒壅结所致的癌肿。

第六节 温里剂

理中丸

功效：   温中 散寒 健胃

口诀：理中→温中→散寒→健胃

解释：调理中焦→温暖中焦→驱散寒气→健康的胃

【执业药师考试必备知识点】脾胃虚寒，消化不良。

小建中合剂

功效：   温中补虚 缓急止痛

口诀：小建稳重不   急 通

解释：小建稳重，不着急通行。

【执业药师考试必备知识点】脾胃虚寒所致的脘腹疼痛、喜温喜按；胃及十二指肠溃疡。

良附丸

功效：　　　温胃理气

口诀：良夫文委力气

解释：美男子是文艺委员，很有力气。

【执业药师考试必备知识点】寒凝气滞。

香砂养胃颗粒

功效：　　　　温中和胃

口诀：想啥养胃温　和胃

解释：想啥能养胃，温和的食物就能养胃。

【执业药师考试必备知识点】胃阳不足、湿阻气滞所致胃痛隐隐。

附子理中丸

功效：　　　　温中健脾

口诀：父子理中玩闻众捡啤

解释：父子到理中去游玩，听说许多人在这里捡到了啤酒。

【执业药师考试必备知识点】脾胃虚寒所致的脘腹冷痛、手足不温。注意事项：含附子有毒，故不宜过量与久服。

香砂平胃丸

功效：　　　理气化湿　和胃止痛

口诀：香砂瓶里气　使　胃　痛

解释：香砂瓶里有气，喝了使胃疼痛。

【执业药师考试必备知识点】湿浊中阻、脾胃不和所致的胃脘疼痛。

四逆汤

> 功效：　　　温中祛寒　回阳救逆
>
> 口诀：四逆躺温　祛寒　会　救你
>
> 解释：四肢厥逆躺在地，温药祛寒会救你。
>
> 【执业药师考试必备知识点】阳虚欲脱，四肢厥逆，脉微。

注意事项：含附子有毒，故不可过量久服。孕妇禁用。

第七节　祛痰剂

二陈丸

> 功效：理气和胃　燥湿化痰
>
> 口诀：李七和卫　找　　他
>
> 解释：李七和门卫找二陈。
>
> 【执业药师考试必备知识点】痰湿停滞所致的咳嗽痰多。

橘贝半夏颗粒

> 功效：化痰止咳　宽中下气
>
> 口诀：　坦　克　中下棋
>
> 解释：橘贝和半夏在坦克中下棋。
>
> 【执业药师考试必备知识点】痰气阻肺，胸闷气急。注意事项：本品含有麻黄，故孕妇及心脏病，高血压患者慎用。

礞石滚痰丸

> 功效：　　　逐痰降火
>
> 口诀：礞石滚诸痰将火
>
> 解释：礞石说滚，诸位痰必将发火。
>
> 【执业药师考试必备知识点】痰火扰心所致癫狂惊悸。

清气化痰丸

功效：清肺化痰

口诀：清气化痰，气换肺

解释：清气化痰丸，把"气"字换成"肺"字就是功效了。

【执业药师考试必备知识点】痰热阻肺证。

复方鲜竹沥液

功效：　　清热化痰止咳

口诀：付芳请　她　客鲜竹沥液

解释：付芳请她的客人喝鲜竹沥液。

【执业药师考试必备知识点】痰热咳嗽。

半夏天麻丸

功效：健脾祛湿 化痰息风

口诀：见　师　叹息

解释：半夏、天麻看见老师在叹息。

【执业药师考试必备知识点】脾虚湿盛、痰浊内阻所致眩晕、如蒙如裹。

消瘿丸

功效：散结消瘿

口诀：三姐小婴

解释：三姐的小婴儿。

【执业药师考试必备知识点】痰火郁结所致的瘿瘤初起。

第八节　止咳平喘剂

通宣理肺丸

功效：　　　　　　宣肺止咳　解表散寒

口诀：通宣理肺丸，宣　咳　解表　寒

【执业药师考试必备知识点】风寒束表、肺气不宣所致的感冒咳嗽。注意事项：因含麻黄，故心脏病、高血压病患者慎用。

杏苏止咳颗粒

功效：　　　　宣肺散寒　止咳祛痰

口诀：杏速止咳选肺　喊　止咳　痰

解释：杏想快速止咳，选择与肺通话，大喊停止咳痰。

【执业药师考试必备知识点】风寒感冒导致的咳嗽、气逆。

清肺抑火丸

功效：　　　　　　清肺止咳　化痰通便

口诀：清肺抑火丸　便　清肺止咳　　痰

解释：清肺抑火丸有利于清肺、止咳、化痰。

【执业药师考试必备知识点】痰热阻肺所致的咳嗽、痰黄黏稠、大便干燥。

橘红丸

功效：　　清肺　止咳　化痰

蛇胆川贝散

功效：　　　清肺　止咳　祛痰

口诀：橘红蛇肥　可　瘫

解释：橘红色的蛇很肥胖，可惜瘫痪了。

【执业药师考试必备知识点】橘红丸：痰热咳嗽。蛇胆川贝散：肺热咳嗽，痰多。

急支糖浆

功效：清热化痰　宣肺止咳

强力枇杷露

功效：清热化痰　敛肺止咳

蜜炼川贝枇杷膏

功效：清热化痰　润肺止咳

口诀：　若　痰　肺　咳，急→喧，强→练，蜜→润

解释：若有痰，肺就咳。急躁易喧哗（宣）；强壮需要练（敛）；蜜可以润滑（润）。

【执业药师考试必备知识点】急支糖浆：外感风热所致的咳嗽；急性支气管炎、慢性支气管炎急性发作。注意事项：含麻黄，运动员、心脏病、高血压患者慎用。强力枇杷露：痰热伤肺所致的咳嗽经久不愈。注意事项：因其含有毒的罂粟壳，故不可过量、久服。孕妇、哺乳期妇女及儿童慎用强力枇杷露，禁用强力枇杷胶囊。蜜炼川贝枇杷膏：肺燥咳嗽，咽喉疼痛或痒。

川贝止咳露

功效：　　　　止嗽祛痰

口诀：川贝止客叟去谈

解释：川贝阻止客人，老叟去和他谈谈。

【执业药师考试必备知识点】风热咳嗽，痰多上气或燥咳。

养阴清肺膏

功效：　　　　　养阴润燥　　　　清肺利咽

口诀：养阴→养阴润燥　清肺→清肺里烟

解释：养阴→养阴可以润燥；清肺→清洁肺里的烟毒。

【执业药师考试必备知识点】阴虚燥咳，咽喉干痛，干咳。

二母宁嗽丸

功效：　　　　　清肺润燥　化痰止咳

口诀：二母宁嫂玩肥　皂　　坛子

解释：二母和宁嫂玩肥皂和坛子。

【执业药师考试必备知识点】燥热蕴肺所致的咳嗽。

小青龙胶囊

功效：　　　解表化饮　止咳平喘

口诀：小青姐　花银　制客　　船

解释：小青姐花银子制作客船。

【执业药师考试必备知识点】风寒水饮，喘咳痰稀。注意事项：含麻黄、青光眼、高血压患者慎用。

桂龙咳喘宁胶囊

功效：　　　　　　　　　止咳化痰　降气平喘

口诀：桂龙咳喘　有咳有喘　止咳化痰　降气平喘

【执业药师考试必备知识点】外感风寒，痰湿内阻所致咳嗽、气喘、痰涎壅盛。

止嗽定喘口服液

功效：辛凉宣泄　　　清肺平喘

口诀：新娘选鞋芝嫂请　　穿

解释：新娘要选鞋，芝嫂说请穿吧。

【执业药师考试必备知识点】表寒里热，咳嗽，喘促。

注意事项：含麻黄，故青光眼、高血压、心脏病者慎用。

降气定喘丸

功效：　　　　祛痰止咳　降气定喘

口诀：降气定喘丸它　可　降气定喘

【执业药师考试必备知识点】痰浊阻肺所致的咳嗽痰多，喘促。注意事项：含麻黄，故高血压、心脏病、青光眼慎用。

蠲哮片

功效：泻肺除壅　涤痰祛瘀　利气平喘

口诀：哮肥　佣　涤痰　盂　气喘

解释：有哮喘的肥胖佣人，洗涤痰盂导致气喘。

【执业药师考试必备知识点】支气管哮喘急性发作期痰瘀伏肺证，痰鸣如吼。

人参保肺丸

功效：　　　　益气补肺　止嗽定喘

口诀：人身保肥丸易　肥　so　喘

解释：人身保肥丸吃了容易肥胖，人胖了所以会喘。

【执业药师考试必备知识点】肺气亏虚，肺失宣降所致的虚劳久嗽、气短喘促。注意事项：因含罂粟壳与麻黄，故不宜过量、久用，高血压、心脏病、青光眼者慎用。

苏子降气丸

功效：　降气化痰　温肾纳气

口诀：苏子降旗花坛　问婶拿旗

解释：苏子把降下来的旗放在花坛，问婶拿不拿旗。

【执业药师考试必备知识点】上盛下虚、气逆痰壅所致的咳嗽喘息。

七味都气丸

功效：　　　　涩精止遗　补肾纳气

口诀：七位都气 sir　　意　不生那气

解释：七位都生气了，先生的意思是咱不生那气。

【执业药师考试必备知识点】肾不纳气所致的喘促，遗精。

固本咳喘片

功效：　　　益气固表　健脾补肾

口诀：姑奔客船七姑　　见 皮　婶

解释：姑奔向客船，七姑见到皮婶。

【执业药师考试必备知识点】脾虚痰盛、肾气不固所致的咳嗽、喘息、动则喘剧；肺气肿、支气管哮喘、慢性支气管炎。

蛤蚧定喘丸

功效：　　　滋阴清肺　止咳平喘

口诀：哥姐订船自　　费　客　船

解释：哥姐订船票，是自费，船是客船。

【执业药师考试必备知识点】肺肾两虚、阴虚肺热所致的虚劳久咳、年老哮喘。注意事项：含麻黄，故青光眼、高血压、心脏病者慎用。

下篇　中成药部分（据执业药师资格考试教材选取）

第九节 开窍剂

安宫牛黄丸

功效： 镇惊开窍 清热解毒

口诀：安公牛静 悄 溜

解释：安静的公牛静悄悄的溜走。

【执业药师考试必备知识点】热病，邪入心包，高热惊厥，神昏谵语；脑膜炎、脑出血、败血症。注意事项：孕妇慎用；寒闭神昏者不宜使用。本品含朱砂、雄黄，不宜过量或久服；在治疗过程中，如患者由闭证变为脱证应立即停药。

紫雪散

功效： 止痉安神 清热开窍

口诀：紫雪至井 申 请 瞧

解释：听说紫色的雪飘落到井中，我要申请去那瞧瞧。

【执业药师考试必备知识点】热入心包、热动肝风所致的高热、神昏谵语、惊风抽搐。注意事项：孕妇禁用；虚风内动者不宜使用。含朱砂，故不宜过量或久服。肝肾功能不全者慎用。

局方至宝散

功效：清热解毒 开窍镇惊

口诀：请 解 开瞧镇静

解释：药局的方中至宝，请解开我瞧瞧，原来是镇静药。

【执业药师考试必备知识点】热病属热入心包、热盛动风证。注意事项：孕妇禁用。寒闭神昏者不宜使用。含朱砂、雄黄，故不宜过量或久服，肝肾功能不全者慎用。在治疗过程中，如患者由闭证变为脱证应立即停药。

万氏牛黄清心丸

功效：　　　　　清热解毒　镇惊安神

口诀：万氏牛黄倾心情　节　　惊　婶

解释：万氏对牛黄倾心，这个情节惊到了婶。

【执业药师考试必备知识点】热入心包、热盛动风证及小儿高热惊厥。注意事项：孕妇慎用。含朱砂，故不宜过量、久服。

清开灵口服液

功效：　　　清热解毒　　　镇静安神

口诀：清→清热解毒　灵→真　　神

解释：清→清热解毒；灵→灵验了，真神奇。

【执业药师考试必备知识点】外感风热时毒、火毒内盛所致的高热不退；病毒性感冒、上呼吸道感染。注意事项：孕妇禁用。

苏合香丸

功效：　　　　行气止痛　芳香开窍

口诀：苏和香玩　苏棋　童　香开瞧

解释：苏和香玩，苏是棋童，香开始瞧苏下棋。

【执业药师考试必备知识点】痰迷心窍所致的痰厥昏迷。注意事项：孕妇禁用。含朱砂，不宜过量、久服，肝肾功能不全慎用。

下篇　中成药部分（据执业药师资格考试教材选取）

第十节 固涩剂

玉屏风胶囊

功效：益气 固表 止汗

口诀：一 古 汉玉屏风

解释：一个古代汉朝的玉屏风。

【执业药师考试必备知识点】表虚不固所致的自汗或体虚易感风邪者。

缩泉丸

功效： 补肾缩尿

口诀：缩泉不慎缩尿

解释：收缩泉水时却不慎收缩了尿。

【执业药师考试必备知识点】肾虚所致的小便频数、夜间遗尿。

金锁固精丸

功效： 固肾涩精

口诀：金锁固精 固肾涩精

【执业药师考试必备知识点】肾虚不固所致的遗精滑泄。

用法：淡盐水送服。

四神丸

功效： 涩肠止泻 温肾散寒

口诀：四神玩藏 鞋 瘟神散

解释：四神玩藏鞋，瘟神一来大家就散了，因为都不喜欢和他玩。

【执业药师考试必备知识点】肾阳不足所致的五更泄泻，久泻不止。

固本益肠片

功效：　　　　　健脾温肾　　　　　涩肠止泻

口诀：固本：脾肾，健脾温肾 益肠：止泻，涩肠止泻

解释：固本：脾为后天之本，肾为先天之本。益肠：不腹泻就是有益肠道。

【执业药师考试必备知识点】脾肾阳虚所致的泄泻，症见腹痛绵绵、形寒肢冷；慢性肠炎。

第十一节　补虚剂

四君子丸

功效：　　　　益气健脾

口诀：四君子玩一　剑

解释：四个君子在玩一把宝剑。

【执业药师考试必备知识点】脾胃气虚，胃纳不佳。

补中益气丸

功效：补中益气　升阳举陷

口诀：补中　气→可升　举

【执业药师考试必备知识点】脾胃虚弱、中气下陷所致的泄泻、脱肛、阴挺。

参苓白术散

功效：　　　　补脾胃　益肺气

口诀：深林白猪啤喂 易肥

解释：深林里的白猪用啤酒喂，容易肥胖。

【执业药师考试必备知识点】脾胃虚弱，气短咳嗽。

六君子丸

功效：　　　补脾益气 燥湿化痰

口诀：六君子不脾　气　实话

解释：六君子不发脾气，爱说实话。

【执业药师考试必备知识点】脾胃虚弱，食量不多，气虚痰多。

香砂六君丸（片）

功效：益气健脾 和胃

口诀：四君子　喝威想六君

解释：四君子喝着威士忌想念着六君子。

【执业药师考试必备知识点】脾虚气滞，消化不良。

启脾丸

功效：　　　健脾和胃

口诀：欺脾见脾和胃

解释：想欺负脾，但看见脾和胃总在一起，没有机会。

【执业药师考试必备知识点】脾胃虚弱，消化不良。

薯蓣丸

功效：　　　调理脾胃 益气和营

口诀：叔欲调理脾胃　一起合影

解释：叔欲调理脾胃关系，让它俩一起合个影。

【执业药师考试必备知识点】气血两虚，脾肺不足。

桂附地黄丸

功效：　　温补肾阳

口诀：贵妇纹　身阳

解释：贵妇的纹身是太阳。

【执业药师考试必备知识点】肾阳不足。注意事项：含有附子，故不可过量或久服。

右归丸

功效：　　　温补肾阳　填精止遗

口诀：又归晚　　沈阳　天津之一

解释：又回来晚了，我猜是去了沈阳或者天津。

【执业药师考试必备知识点】肾阳不足，命门火衰，阳痿遗精。注意事项：含有附子，故不可过量或久服。

五子衍宗丸

功效：　补肾益精

口诀：五子婶一惊

解释：吃五子衍宗丸可以生五个孩子？婶一惊。

【执业药师考试必备知识点】肾虚精亏所致的阳痿不育。

济生肾气丸

功效：　　　利水消肿　　温肾化气

口诀：济生→几升→水 肾气→温肾化气

【执业药师考试必备知识点】肾阳不足、水湿内停所致的肾虚水肿。注意事项：含有附子，不可过量或久服。含钾量高，与保钾药物合用时，防止高钾血症。避免与磺胺类药物同时使用。

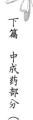

下篇　中成药部分（据执业药师资格考试教材选取）

青娥丸

功效： 补肾强腰

口诀：青娥丸婶抢药

解释：青娥＝少女，吃了青娥丸会变成少女，属于婶抢购药。

【执业药师考试必备知识点】肾虚腰痛。

当归补血口服液

功效： 补养气血

口诀：当归不学不让妻学

解释：当归不学，也不让妻子学。

【执业药师考试必备知识点】药物组成：（君）黄芪（臣）当归。主治：气血两虚证。

四物合剂

功效： 补血调经

口诀：四物合寄不屑挑晶

解释：四物全邮寄过来，受到轻视，只挑了块水晶。

【执业药师考试必备知识点】血虚所致的月经不调。

六味地黄丸

功效： 滋阴补肾

口诀：六位帝皇玩隐　身

【执业药师考试必备知识点】肾阴亏损。

知柏地黄丸

功效： 滋阴降火

口诀：知伯引　火

解释：有知识的伯伯在引火。

【执业药师考试必备知识点】阴虚火旺所致的潮热盗汗，口干咽痛。

杞菊地黄丸

功效： 滋肾养肝

口诀：杞菊地荒婶养柑

解释：杞菊地荒了，婶子要在上面养柑。

【执业药师考试必备知识点】肝肾阴亏。

麦味地黄丸

功效： 滋肾养肺

口诀：麦地荒婶扬肥

解释：麦地荒了，婶子赶紧泼洒肥料。

【执业药师考试必备知识点】肺肾阴亏所致的咽干咳血。

左归丸

功效： 滋肾补阴

口诀：昨归晚自身 因

解释：昨天回来晚了，是自身原因。

【执业药师考试必备知识点】真阴不足。

大补阴丸

功效：滋阴 降火

口诀：补阴→降火

【执业药师考试必备知识点】阴虚火旺所致的潮热盗汗，咳嗽咯血。

河车大造丸

功效：　　　　　　滋阴清热　补肾益肺

口诀：河车打造完引擎热　不慎　废

解释：河车打造完成，但因引擎太热，不慎报废。

【执业药师考试必备知识点】肺肾两亏，虚劳咳嗽。

玉泉丸

功效：　　　　　清热养阴　生津止渴

口诀：玉泉　请　　饮　　尽止渴

解释：玉泉请一饮而尽，会解渴。

【执业药师考试必备知识点】阴虚内热所致的消渴；2型糖尿病。

八珍颗粒

功效：　　　补气益血

十全大补丸

功效：　　　　　　　　　　温补气血

人参养荣丸

功效：　　　　　　　　　　温补气血

口诀：八珍补气　　血，食全养融闻补气血

解释：八种珍馐美味吃了补气血。那么食物很全，营养融合呢，闻一闻都可以补气血。

【执业药师考试必备知识点】八珍颗粒：气血两虚，四肢乏力。十全大补丸：气血两虚，四肢不温。人参养荣丸：心脾不足，气血两亏，病后虚弱。

人参归脾丸

功效：　　　　　益气补血 健脾宁心

口诀：人生归痞完遗弃　学 渐　拧心

解释：人生归类成痞子就完了，一定是先遗弃了学习，然后逐渐拧歪了心（心术不正）。

【执业药师考试必备知识点】心脾两虚、气血不足所致的心悸怔忡及脾不统血所致的便血、崩漏。

健脾生血颗粒

功效：　　　　　健脾和胃 养血安神

口诀：见脾生蟹脾和胃　让蟹安身

解释：见脾生蟹，脾和胃（父母）希望让蟹能有个安身之处。

【执业药师考试必备知识点】脾胃虚弱、心脾两虚所致的血虚证；缺铁性贫血。

生脉饮

功效：养阴生津 益气复脉

口诀：　　引　进 仪器复脉

解释：产生脉搏：用引进的仪器恢复脉搏。

【执业药师考试必备知识点】气阴两亏，心悸气短，脉微自汗。

人参固本丸

功效：　　　滋阴益气　　　　固本培元

口诀：人参→引　气　固本→固本培元

解释：人参是补气药，可以引来气；固本则是固本培元。

【执业药师考试必备知识点】阴虚气弱，虚劳咳嗽。

消渴丸

功效：滋肾养阴 益气生津

口诀： 婶 饮 七 斤消渴

解释：婶饮了七斤，多饮便是消渴症状之一。

【执业药师考试必备知识点】气阴两虚所致的消渴病；2 型糖尿病。药物组成：本品含格列本脲。

参芪降糖胶囊

功效：益气养阴 健脾补肾

口诀： 其 因 健 身神奇降糖

解释：他凭借健身可以神奇的降低血糖。

【执业药师考试必备知识点】气阴两虚所致的消渴病；2 型糖尿病。注意事项：孕妇禁用。

养胃舒胶囊

功效：益气养阴 健脾和胃 行气导滞

口诀： 其 因 见啤喝胃 星期倒着养胃舒

解释：他因为见到啤酒就要喝到胃里，所以一个星期都是倒着的状态，快吃养胃舒吧。

【执业药师考试必备知识点】脾胃气阴两虚所致的胃痛；慢性胃炎。

龟鹿二仙膏

功效：温肾补精 补气养血

口诀：文神 敬 其 学

解释：龟鹿二仙是文神，敬仰他们的学问。

【执业药师考试必备知识点】肾虚精亏。

七宝美髯丸

功效：　　滋补肝肾

口诀：七宝美髯干甚

解释：七种宝贝就为了美化胡子，这是要干啥？

【执业药师考试必备知识点】肝肾不足所致的须发早白。

 # 第十二节　安神剂

天王补心丸

功效：　　补心安神　滋阴养血

口诀：天王不信俺　　因样邪

解释：天王不信俺，因为俺的样子长得邪恶。

【执业药师考试必备知识点】心阴不足。注意事项：含有朱砂，不宜过量或久服。不可与溴化物、碘化物同服。

柏子养心丸

功效：　　补气养血　　　安神

口诀：白字→弃　学　养心→安神

解释：写白字是因为抛弃了学习；养心可安神。

【执业药师考试必备知识点】心气虚寒，心悸易惊。注意事项：含有朱砂，不宜过量或久服。不可与溴化物、碘化物同服。

养血安神丸

功效：滋阴　养血　宁心　安神

口诀：滋阴能养血　宁心可安神

【执业药师考试必备知识点】阴虚血少所致的头眩心悸。

下篇　中成药部分（据执业药师资格考试教材选取）

枣仁安神液

功效：　　养血安神

口诀：早安杨　婶

【执业药师考试必备知识点】心血不足所致的失眠；神经衰弱。

解郁安神颗粒

功效：　　疏肝解郁　安神定志

口诀：姐郁→疏肝解郁　俺婶定治

解释：姐郁闷，需要疏肝解郁，俺婶定会给她治好。

【执业药师考试必备知识点】情志不畅，肝郁气滞所致的失眠；神经官能症、更年期综合征。

朱砂安神丸

功效：　　镇惊安神　清心养血

口诀：猪杀案震惊俺婶　庆幸养蟹

解释：猪杀案震惊了俺婶，庆幸婶养的是蟹。

【执业药师考试必备知识点】心火亢盛、阴血不足证。

注意事项：含有朱砂，不宜过量或久服。不可与溴化物、碘化物同服。

第十三节　和解剂

小柴胡颗粒

功效：　　疏肝和胃　解表散热

口诀：小柴火树干和苇　表散热

解释：树干和芦苇可以当成小柴火，点燃后表面可散发热量。

【执业药师考试必备知识点】外感病邪犯少阳证，寒热往来。

逍遥颗粒

功效：疏肝健脾 养血调经

口诀： 干 啤 仰歇调静

解释：逍遥就是：干了这杯啤酒，然后仰面歇息，把手机调成静音。

【执业药师考试必备知识点】肝郁脾虚。

加味逍遥丸

功效：疏肝健脾 养血 清热

口诀： 干 啤 仰歇 请

解释：逍遥就是：干了这杯啤酒，然后仰面歇息。来了一位朋友（加位，增加一位），请进。

【执业药师考试必备知识点】肝郁血虚，肝脾不和。

第十四节 理气剂

四逆散

功效： 透解郁热 疏肝理脾

口诀：思逆偷姐鱼 叔赶 痞

解释：思想叛逆，偷姐的鱼，叔赶走了这个痞子。

【执业药师考试必备知识点】肝气郁结、肝脾不和所致的胁痛、痛疾，热厥手足不温。

左金丸

功效：　　和胃　疏肝　泻火　止痛

口诀：左金和卫　树干　卸货　枝痛

解释：左金和门卫在树干上卸货，导致树枝疼痛。

【执业药师考试必备知识点】肝火犯胃，不喜热饮。

柴胡舒肝丸

功效：　　　　疏肝理气　消胀止痛

口诀：柴胡树干玩树干　气　嚣张枝痛

解释：柴胡在树干上玩，树干很生气，说柴胡太嚣张，导致树枝都疼痛了。

【执业药师考试必备知识点】肝气不疏。

气滞胃痛颗粒

功效：　　　　　疏肝理气　　　　　和胃止痛

口诀：气滞→疏理气→疏肝理气　胃痛→胃止痛→和胃止痛

【执业药师考试必备知识点】肝郁气滞，胃脘疼痛。

胃苏颗粒

功效：　理气消胀　和胃止痛

口诀：胃疏气　胀　　胃止痛

解释：胃疏解了气胀，胃就不痛了。

【执业药师考试必备知识点】气滞型胃脘痛，得矢气或嗳气则舒、情绪郁怒则加重。

木香顺气丸

功效： 行气化湿 健脾和胃

口诀：木香顺气行气 时 见脾和胃

解释：木香去顺气，当行气的时候一定能见到脾和胃，因为它是去顺消化道的气。

【执业药师考试必备知识点】湿阻中焦、脾胃不和所致的湿滞脾胃证。

越鞠丸

功效： 理气解郁 宽中除满

口诀：越剧李七借鱼 款众厨忙

解释：越剧：李七借鱼是为了款待众人，此时他正在厨房里忙活。

【执业药师考试必备知识点】瘀热痰湿内生所致的脾胃气郁。

 第十五节 活血剂

复方丹参片

功效： 理气止痛 活血化瘀

口诀：付芳单身李七 同 学画鱼

解释：付芳和单身的李七同学一起画鱼。

【执业药师考试必备知识点】气滞血瘀所致的胸痹，心前区刺痛。注意事项：孕妇慎用。脾胃虚寒者慎用。

下篇 中成药部分（据执业药师资格考试教材选取）

丹七片

功效：活血化瘀 通脉止痛

口诀：担起 鱼桶卖 桶

【执业药师考试必备知识点】瘀血痹阻所致的胸痹。

血塞通颗粒

功效：通脉活络 活血祛瘀

口诀：通 了获 愈

解释：血脉堵塞，通了就获得痊愈。

【执业药师考试必备知识点】瘀血阻络所致的中风偏瘫、胸痹心痛；中风后遗症、冠心病心绞痛。

消栓通络胶囊

功效： 活血化瘀 温经通络

口诀：小栓同罗叫嚷鳕 鱼 吻鲸 了

解释：小栓同罗先生叫嚷着：鳕鱼吻鲸鱼了。

【执业药师考试必备知识点】瘀血阻络所致的中风，手足发凉；缺血性中风、高脂血症。

逐瘀通脉胶囊

功效： 破血逐瘀 通经活络

口诀：逐瘀→煮鱼→婆学煮鱼 通脉→通经 络

【执业药师考试必备知识点】血瘀所致的眩晕。注意事项：孕妇、脑出血患者禁用。

血府逐瘀口服液

功效：行气止痛 活血祛瘀

速效救心丸

功效：行气活血 祛瘀止痛

心可舒胶囊

功效：行气止痛 活血化瘀

口诀： 气 痛血府逐瘀 速效救心 心可舒获 愈

解释：一生气就痛→冠心病→用血府里逐瘀的方法速效救心，心可舒服了，获得痊愈。

【执业药师考试必备知识点】血府逐瘀口服液：气滞血瘀所致的胸痹、痛如针刺而有定处。注意事项：孕妇禁用。速效救心丸：增加冠脉血流量。治疗气滞血瘀所致的冠心病、心绞痛。用法：含服。注意事项：孕妇禁用。心可舒胶囊：气滞血瘀所致的胸闷、颈项疼痛；冠心病心绞痛。

元胡止痛片

功效： 理气 活血 止痛

九气拈痛丸

功效： 理气 活血 止痛

口诀：袁胡子 久拈力气 活 动

解释：袁胡子可以长时间的做拈的动作，真有力气，是爱活动的结果。

【执业药师考试必备知识点】元胡止痛片：气滞血瘀所致的胃痛、胁痛、头痛、痛经。九气拈痛丸：气滞血瘀所致的胁痛、痛经。

冠心苏合滴丸

功效：理气 宽胸 止痛

口诀：离奇 胸 痛冠心病

解释：离奇的胸痛怀疑冠心病。

【执业药师考试必备知识点】寒凝气滞、心脉不通所致的胸痹。注意事项：孕妇禁用。

麝香保心丸

功效：　　　芳香温通　　益气强心

口诀：麝香→芳香味　保心→宜　强心

【执业药师考试必备知识点】气滞血瘀所致的胸痹，心前区疼痛、固定不移。注意事项：孕妇禁用。不宜与洋地黄类药物同用。

消栓胶囊

功效：补气活血通络

口诀：　气和血通了

解释：消除血栓后，气和血就都通畅了。

【执业药师考试必备知识点】中风气虚血瘀证；缺血性中风。注意事项：孕妇禁用。

通心络胶囊

功效：　　　益气活血　通络止痛

诺迪康胶囊

功效：　　　益气活血　通脉止痛

口诀：通心诺康气和血　通　止痛

解释：疏通心脏，承诺健康，吃了这个胶囊，气和血就通了，不再疼痛了。

【执业药师考试必备知识点】通心络胶囊：心气虚乏、血瘀络阻证所致的冠心病心绞痛。气虚血瘀络阻型中风病。注意事项：孕妇禁用，不宜多服、久服。诺迪康胶囊：气虚血瘀所致的胸痹。

稳心颗粒

功效：益气养阴 活血化瘀

口诀：仪器氧稳心获 愈

解释：仪器供氧，稳住了心，获得痊愈。

【执业药师考试必备知识点】气阴两虚、心脉瘀阻所致的心悸。

参松养心胶囊

功效： 益气养阴 清心安神 活血通络

口诀：参松养心易 养 心 婶活 了

解释：参松养心胶囊容易养心，婶吃了后满血复活了。

【执业药师考试必备知识点】冠心病室性早搏属气阴两虚，心络瘀阻证。

益心舒胶囊

功效： 养阴生津 活血化瘀 益气复脉

口诀：益心叔引 进活 鱼 妻卖

解释：益心叔从外地引进活鱼，让妻子去卖。

【执业药师考试必备知识点】气阴两虚，瘀血阻脉所致的胸痹，症见脉结代。

人参再造丸

功效： 益气养血 活血通络 祛风化痰

口诀：人造七 蟹活 了 封坛

解释：人工制造的七只螃蟹活了，被封闭在坛子里。

【执业药师考试必备知识点】气虚血虚、风痰阻络所致的中风。注意事项：本品含朱砂有毒，故孕妇忌用，不宜过量或长期服用。

华佗再造丸

功效：行气止痛 化痰通络 活血化瘀

口诀： 七枝 花瘫 了获 愈华佗

解释：七枝花瘫痪了，竟获得了痊愈，真是华佗在世。

【执业药师考试必备知识点】痰瘀阻络之中风恢复期和后遗症。注意事项：孕妇忌服。

抗栓再造丸

功效：息风镇痉 活血化瘀 舒筋通络

口诀：细缝震惊 活血化瘀抗栓疏 通了

解释：血管被阻塞的只剩一丝细缝了，令人震惊，快活血化瘀来抗栓，最终血管疏通了。

【执业药师考试必备知识点】瘀血阻窍、脉络失养所致的中风。注意事项：孕妇忌服。

第十六节 止血剂

槐角丸

功效：清肠疏风 凉血止血

口诀：清场树缝 两 只 槐角

解释：清场时在树缝发现两只槐角。

【执业药师考试必备知识点】血热所致的肠风便血、痔疮肿痛。

三七片

功效：消肿止痛 散瘀止血

口诀：小 童 三 只鞋三七

解释：小孩童有三只鞋，都是三十七号的。

【执业药师考试必备知识点】出血兼瘀血证，跌仆肿痛。

注意事项：孕妇忌用。

止血定痛片

功效：散瘀　止血　止痛

口诀：善于　止血　止痛

解释：止血定痛善于止血止痛。

【执业药师考试必备知识点】十二指肠溃疡疼痛、出血，胃酸过多。

🖉 第十七节　消导剂

保和丸

功效：消食　和胃　导滞

口诀：　食　喝胃　导致饱和

解释：连吃带喝进入胃，导致饱和。

【执业药师考试必备知识点】食积停滞。

积实导滞丸

功效：　　　　　　　　　清利湿热　　　消积导滞

口诀：积实→治湿（谐音）→清利湿热　导滞→消积导滞

【执业药师考试必备知识点】药物组成：大黄为君药。

主治：饮食积滞、湿热内阻。

六味安消散

功效：　　　　和胃健脾　消积导滞　活血止痛

口诀：六位安消和危 比 消 到 火 止

解释：六位安全消防人员和危险比试，只要消防人员到，火就止。

【执业药师考试必备知识点】脾胃不和、积滞内停所致的胃痛、痛经。注意事项：孕妇忌用。

开胃健脾丸

功效：健脾和胃

口诀：开胃见脾，见脾合胃

解释：打开胃，见到脾，再合上胃。

【执业药师考试必备知识点】脾胃虚弱、中气不和所致的泄泻、痞满。

 第十八节　治风剂

川芎茶调散

功效：　疏风止痛

口诀：川兄茶封 桶

解释：川兄把茶叶封存在桶里

【执业药师考试必备知识点】外感风邪所致的头痛，或有恶寒。

芎菊上清丸

功效：　清热解表 散风止痛

口诀：凶菊若 飙 封 桶

解释：凶凶的菊花如果发飙，就把它封在桶里。

【执业药师考试必备知识点】外感风邪所致的恶风身热、偏正头痛。

正天丸

功效： 通络止痛 疏风活血 养血平肝

口诀：整天玩捅了 捅 树缝活蟹 养 瓶

解释：整天玩，捅了捅树缝里的活螃蟹，抓到后，养在瓶子里。

【执业药师考试必备知识点】外感风邪、瘀血阻络、血虚失养、肝阳上亢所致头痛。

天麻钩藤颗粒

功效： 清热安神 平肝息风

口诀：天麻沟请 俺 评 戏

解释：天麻沟的人请我去唱评戏。

【执业药师考试必备知识点】药物组成：石决明为臣药。主治：肝阳上亢所致的头痛、眩晕、震颤。

脑立清丸

功效：平肝潜阳 醒脑安神

口诀： 潜洋 醒 神脑立清

解释：潜到海洋底，很醒神，头脑立刻清醒了。

【执业药师考试必备知识点】肝阳上亢所致的头晕、心烦难寐；高血压。

松龄血脉康胶囊

功效：平肝潜阳 镇心安神

口诀：松龄钱 镇心安身

解释：松龄老人有钱，在镇子中心安身定居。

【执业药师考试必备知识点】肝阳上亢所致的头痛、眩晕；原发性高脂血症。

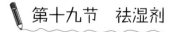

第十九节 祛湿剂

肾炎四味片

功效：　　清热利尿 补气健脾

口诀：肾炎青　　鸟 不起渐疲

解释：得了肾炎的青鸟不起身了，逐渐显现疲惫。

【执业药师考试必备知识点】湿热内蕴兼气虚所致的水肿；慢性肾炎。注意事项：孕妇禁用。

肾炎康复片

功效：健脾补肾 清解余毒 益气养阴

口诀：见疲补身　　解羽毒 仪器氧肾炎康复

解释：见青鸟出现疲惫状态，马上给它补养身体，化解羽毛上的毒，再用仪器氧疗，肾炎就康复了。

【执业药师考试必备知识点】气阴两虚，脾肾不足，水湿内停所致的体虚浮肿；血尿、蛋白尿及慢性肾炎。注意事项：孕妇禁用。

八正合剂

功效：　　　清热 利尿 通淋

口诀：爸正合计清　　　尿 桶

解释：爸正合计清理尿桶。

【执业药师考试必备知识点】湿热下注所致的淋证。注意事项：孕妇禁用。双肾结石直径大于等于 1.5cm，或结石嵌顿时间长的病例不宜使用。

癃闭舒胶囊

功效：　清热通淋　益肾活血

口诀：聋叔亲　　邻　依婶活

解释：聋叔亲近邻居，依靠着婶活着。

【执业药师考试必备知识点】肾气不足、湿热瘀阻所致的癃闭；前列腺增生症。

癃清片

功效：清热解毒　凉血通淋

口诀：清　洁隆请两学　临

解释：清洁后，隆重邀请两个学生光临。

【执业药师考试必备知识点】下焦湿热所致的热淋；慢性前列腺炎之湿热蕴结兼瘀血证。

三金片

功效：　清热解毒　利湿通淋　益肾

口诀：三金六　　饰　琳　一身

解释：三种金子，六种首饰，琳琅满目戴一身。

【执业药师考试必备知识点】下焦湿热所致的热淋；急慢性肾盂肾炎、膀胱炎、尿路感染；慢性非细菌性前列腺炎肾虚湿热下注证。

排石颗粒

功效：清热利水　通淋排石

口诀：清　　水　　淋　　石排石

解释：清水淋石可排石。

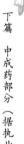

【执业药师考试必备知识点】下焦湿热所致的石淋。注意事项：孕妇禁用。双肾结石直径大于等于 1.5cm，或结石嵌顿时间长的病例慎用。

茵栀黄口服液

功效：　　清热解毒　利湿退黄

口诀：茵栀黄六　　　时　黄

【执业药师考试必备知识点】肝胆湿热所致的黄疸；急、慢性肝炎。

茵陈五苓丸

功效：　　清湿热　利小便

口诀：陈五情诗　　　小编

解释：陈五是写情诗的小编。

【执业药师考试必备知识点】肝胆湿热、脾肺郁结所致的黄疸，症见小便不利。

消炎利胆片

功效：　　　　祛湿　清热　利胆

口诀：消炎利胆　祛湿　　热

【执业药师考试必备知识点】肝胆湿热所致的胁痛、口苦；急性胆囊炎。注意事项：因含苦木有一定毒性，不宜久服。

香连丸

功效：　　清热化湿　行气止痛

口诀：香连惹　事　　妻子痛

解释：香连惹事了，妻子很心痛。

【执业药师考试必备知识点】大肠湿热所致的痢疾；肠炎、细菌性痢疾。

香连化滞丸

功效：　　清热利湿　行血化滞

口诀：香连请　　师　　学化痣

解释：香连请个老师学习如何消除痣。

【执业药师考试必备知识点】大肠湿热所致的痢疾。

五苓散

功效：　　温阳化气　利湿行水

口诀：五零三羊　七　　十　　睡

解释：五百零三只羊，其中七十只在睡觉。

【执业药师考试必备知识点】阳不化气、水湿内停所致的水肿。

萆薢分清丸

功效：　　温肾利湿　分清　化浊

口诀：必谢是绅　士　分清可化浊

【执业药师考试必备知识点】肾不化气、清浊不分所致的白浊。

第二十节　蠲痹剂

小活络丸

功效：　　祛风散寒　化痰除湿　活血止痛

口诀：小伙锣去　　喊　瘫厨师活　　动

解释：小伙拿着锣去喊瘫痪的厨师出来活动。

【执业药师考试必备知识点】风寒湿邪痹阻、痰瘀阻络所致的痹病，症见疼痛夜甚。注意事项：含制川乌、制草乌有大毒，故孕妇禁用，不可过量服用或久服。

木瓜丸

功效： 祛风散寒 除湿通络

口诀：木瓜取 三 厨师同了

解释：木瓜取出三个，厨师同意了。

【执业药师考试必备知识点】风寒湿痹阻所致的痹病，局部恶风寒。注意事项：含制川乌、制草乌有大毒，故孕妇禁用，不可过量服用或久服。

风湿骨痛丸

功效： 通络止痛 温经散寒

口诀：风湿骨痛痛了 痛 闻经 寒

解释：风湿骨痛，痛了又痛，听说是经常受寒导致的。

【执业药师考试必备知识点】寒湿痹阻经络所致的痹病，四肢关节冷痛；风湿性关节炎。注意事项：含制川乌、制草乌有大毒，故孕妇禁用，不可过量服用或久服。

四妙丸

功效： 清热利湿

口诀：四秒清 理室

解释：用四秒时间清理卧室。

【执业药师考试必备知识点】湿热下注所致的痹病，足膝红肿。

痛风定胶囊

功效： 清热祛湿 活血通络定痛

口诀：痛风若 食 蟹 了定痛

解释：得了痛风若吃螃蟹了，一定会痛的。

【执业药师考试必备知识点】湿热瘀阻所致的痹病，关节红肿热痛；痛风。注意事项：因含土茯苓，故服药后不宜立即饮茶。

颈复康颗粒

功效：散风止痛 活血通络

口诀：善　通　血　络颈复康

解释：吃善于通畅血络的药，颈椎才会恢复健康。

【执业药师考试必备知识点】风湿瘀阻所致的颈椎病。

注意事项：孕妇忌服。

独活寄生合剂

功效：　祛风除湿 养血舒筋 补益肝肾

口诀：独活疯厨师 养些鼠　　　感瘆

解释：独自生活的疯厨师养了一些老鼠，感觉使人害怕。

【执业药师考试必备知识点】风寒湿痹阻、肝肾两亏、气血不足所致的痹病。

天麻丸

功效：　通络止痛 祛风除湿 补益肝肾

口诀：天马同骡子　分　食　　肝肾

解释：天马同骡子分着吃肝和肾。

【执业药师考试必备知识点】风湿瘀阻、肝肾不足所致的痹病。注意事项：含有附子有毒，孕妇慎用。

仙灵骨葆胶囊

功效：　滋补肝肾 活血通络 强筋壮骨

口诀：仙灵古堡不敢生活　了　装故

解释：看到仙灵古堡后，都不敢生活了，开始装死。

【执业药师考试必备知识点】肝肾不足，瘀血阻络所致的骨质疏松症。注意事项：孕妇禁用。

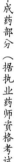

下篇　中成药部分（据执业药师资格考试教材选取）

尪痹颗粒

功效：　祛风湿　通经络　补肝肾　强筋骨

口诀：王痹风湿　　了　不敢伸　　筋骨

解释：王痹→国王得了痹症。国王得风湿了，所以不敢伸直筋骨。

【执业药师考试必备知识点】肝肾不足、风湿痹阻所致的尪痹，症见关节疼痛、局部肿大、僵硬畸形；类风湿关节炎。注意事项：含附子有毒，孕妇禁用。

壮腰健肾丸

功效：壮腰健肾　祛风活络

口诀：壮腰健身玩　疯　了

解释：为了壮腰去健身，玩疯了。

【执业药师考试必备知识点】肾虚腰痛，风湿骨痛。

第二章 外科常用中成药

 ## 第一节 治疮疡剂

连翘败毒丸

功效：消肿止痛　　清热解毒

牛黄醒消丸

功效：消肿止痛　　清热解毒　　　　活血祛瘀

如意金黄散

功效：消肿止痛　　清热解毒

口诀：总　统招聘清　洁工　脸俏败　牛黄行获　取如意禁

解释：总统招聘清洁工，长得漂亮的失败了；牛黄行，获取了资格；如意被禁用。

【执业药师考试必备知识点】连翘败毒丸：热毒蕴结肌肤所致的疮疡，症见局部红肿热痛、未溃破者。注意事项：孕妇禁用。疮疡阴证慎用。牛黄醒消丸：热毒郁滞、痰瘀互结所致的痈疽发背、瘰疬流注、乳痈乳岩。用法：临睡前服。注意事项：孕妇禁用。疮疡阴证者禁用。如意金黄散：热毒瘀滞肌肤所致疮疡肿痛、丹毒流注，症见肌肤红、肿、热、痛。用法：外用。红肿、烦热、疼痛，用清茶调敷；漫肿无头，用醋或葱酒调敷。注意事项：疮疡阴证禁用，孕妇慎用。不可内服。

生肌玉红膏

功效： 解毒 祛腐 生肌

紫草膏

功效：化腐生肌　　　　解毒止痛

口诀：生肌肚　腹　肌字草之痛

解释：学生有肌肉，是肚子有腹肌，写字潦草是他的痛处。

【执业药师考试必备知识点】生肌玉红膏：热毒壅盛所致的疮疡，症见脓腐将尽、久不收口。注意事项：孕妇慎用。溃疡脓腐未清者慎用。紫草膏：热毒蕴结所致的溃疡，症见疮面疼痛、脓腐将尽。注意事项：孕妇慎用。

拔毒生肌散

功效：拔毒生肌

【执业药师考试必备知识点】热毒内蕴所致的溃疡，症见腐肉未脱。注意事项：孕妇禁用。

当归苦参丸

功效：活血化瘀 燥湿清热

口诀：活　鱼 早逝　惹当归哭

解释：活鱼早逝了，惹得当归哭了起来。

【执业药师考试必备知识点】湿热瘀阻所致的粉刺、酒皶。注意事项：孕妇、哺乳期妇女慎用。

第二节 治烧伤剂

京万红软膏

功效：活血解毒 消肿止痛 去腐生肌

口诀： 学姐读 中 同 父生计

解释：京万红学姐在读中学，同父亲一起忙于生计。

【执业药师考试必备知识点】轻度水、火烫伤。注意事项：烧、烫伤感染者禁用。孕妇慎用。不可内服。不可久用。

第三节 治瘰核乳癖剂

内消瘰疬丸

功效：软坚 散结 化痰

口诀：软坚 结 化它

解释：内消瘰疬，无论是柔软还是坚硬的结节，都可以消除它。

【执业药师考试必备知识点】痰湿凝滞所致的瘰疬。注意事项：孕妇慎用；疮疡属于阳证者禁用。

小金丸

功效： 散结消肿 化瘀止痛

口诀：小金接 种 话语止痛

解释：小金护士接种疫苗，她温柔的话语就可以起到止痛作用。

【执业药师考试必备知识点】痰气凝滞所致的瘰疬、瘿瘤、乳岩、乳癖。注意事项：孕妇、哺乳期妇女禁用。疮疡阳证者禁用。脾胃虚弱者慎用。肝、肾功能不全者慎用。

阳和解凝膏

功效：　　　　　　消肿散结　温阳化湿

口诀：阳和姐凝糕小　　姐 问阳花十

解释：阳和小姐姐一起吃凝糕，小姐姐问阳花了多少钱，阳说花了十元。

【执业药师考试必备知识点】脾肾阳虚、痰瘀互结所致的阴疽、瘰疬未溃、寒湿痹痛。注意事项：孕妇禁用，疮疡阳证者慎用，不可久服。

乳癖消胶囊

功效：　　　清热解毒　　　　活血消痈　　　　软坚散结

口诀：乳→清 洁 乳品要清洁；癖（批）→学校用 批准学校用；消（校）→园见 校园随处可见

【执业药师考试必备知识点】痰热互结所致的乳癖、乳痈；乳腺增生、乳腺炎早期。注意事项：孕妇忌用。

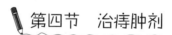

第四节　治痔肿剂

地榆槐角丸

功效：　　　　　泻热润燥　疏风凉血

口诀：弟与槐角鞋热 燥　叔缝凉鞋

解释：弟与槐角穿的鞋又热又干燥，叔叔看到后给他俩缝制凉鞋。

【执业药师考试必备知识点】脏腑实热、大肠火盛所致的肠风便血、痔疮肛瘘。

马应龙麝香痔疮膏

功效：　　　　　清热燥湿　活血消肿　祛腐生肌

口诀：马应龙摄像清　早　　学校中　伏　击

解释：马应龙摄像清早有一场戏，学校中伏击。

【执业药师考试必备知识点】湿热瘀阻所致的各类痔疮、肛裂。

第五节　治疹痒剂

消风止痒颗粒

功效：　　　　　清热除湿　消风止痒

口诀：消风止痒清　除　　风　痒

【执业药师考试必备知识点】风湿热邪蕴阻肌肤所致的湿疮、风疹瘙痒、小儿瘾疹。注意事项：孕妇禁用。

消银颗粒

功效：　清热凉血　养血润肤　祛风止痒

口诀：小人无　养　夫去　养

解释：小孩子无人养，老夫去养。

【执业药师考试必备知识点】血热风燥型白疕和血虚风燥型白疕，症见银白色鳞屑。注意事项：孕妇禁用。

下篇　中成药部分（据执业药师资格考试教材选取）

第三章 妇科常用中成药

第一节 调经剂

大黄䗪虫丸

功效： 通经消癥 活血破瘀

口诀：大黄䗪虫同鲸 正 胁迫鱼

解释：大黄䗪虫同鲸鱼正在胁迫鱼。

【执业药师考试必备知识点】瘀血内停所致的癥瘕、闭经，症见肌肤甲错。注意事项：孕妇禁用。

益母草颗粒

功效： 活血调经

口诀：一母获 晶

解释：一个母亲获得水晶。

【执业药师考试必备知识点】血瘀所致的月经不调、产后恶露不绝。注意事项：孕妇禁用。

妇科十味片

功效： 养血疏肝 调经止痛

口诀：妇十位杨 树干 挑净枝

解释：十位妇女在杨树干上，挑选干净的树枝。

【执业药师考试必备知识点】血虚肝郁所致的月经不调、痛经，症见行经后错、烦躁。

七制香附丸

功效：　　　　疏肝理气　养血调经

口诀：七只想富叔感　七　养　　条鲸

解释：老七只想富，叔感觉老七养条鲸鱼能富。

【执业药师考试必备知识点】气滞血虚所致的痛经、月经量少、闭经，症见胸胁胀痛、行经小腹胀痛。

安坤颗粒

功效：滋阴清热　养血调经

口诀：　因　热羊　跳井

解释：安坤说：因为天气太热，羊跳到了井里。

【执业药师考试必备知识点】阴虚血热所致的月经先期、月经量多、经期延长、五心烦热。

八珍益母丸

功效：　　　益气养血　　　　活血调经

口诀：八珍：益气养血　益母：活血调经

【执业药师考试必备知识点】气血两虚兼有血瘀所致的月经不调，症见月经周期错后。

乌鸡白凤丸

功效：　　　　补气养血　调经止带

口诀：乌鸡白凤不去　学　跳进纸袋

解释：乌鸡和白凤不去学习，跳进纸袋里。

【执业药师考试必备知识点】气血两虚，身体瘦弱，腰膝酸软，月经不调，崩漏带下。

女金丸

功效：理气活血　　止痛　益气养血

口诀：李七获蟹 女金志同 一起养蟹

解释：李七获得了一些螃蟹，女金和他志同道合，所以他俩决定一起养螃蟹。

【执业药师考试必备知识点】气血两虚、气滞血瘀所致的月经不调。注意事项：孕妇及过敏体质者慎用。

少腹逐瘀丸

功效：　　　　散寒 止痛 温经活血

口诀：少妇煮鱼三 只 文 火

解释：少妇煮鱼三只，用文火煮。

【执业药师考试必备知识点】寒凝血瘀所致的月经后期、痛经、产后腹痛。注意事项：孕妇忌服。

艾附暖宫丸

功效：　　暖宫调经 理气养血

口诀：艾赴暖宫 经 理其样邪

解释：艾前往暖宫，看到那的经理样子很邪恶。

【执业药师考试必备知识点】血虚气滞、下焦虚寒所致的月经不调、痛经，症见行经后错。注意事项：孕妇禁用。

固经丸

功效：固经止带 滋阴清热

口诀：古井 待 自饮清热

解释：在古井旁待着，通过不断的自饮井水，来清除炎热。

【执业药师考试必备知识点】阴虚血热所致的月经先期，症见赤白带下。

宫血宁胶囊

功效：凉血止血　化瘀止痛　清热除湿

口诀：两只　　鱼同情　厨师供学

解释：两只鱼同情厨师，供学生读书很不容易。

【执业药师考试必备知识点】血热所致的崩漏下血、月经过多，产后或流产后宫缩不良出血及子宫功能性出血，慢性盆腔炎属湿热瘀结者。注意事项：孕妇忌服。

更年安片

功效：滋阴清热　除烦安神

口诀：　因　热　烦俺婶更年

解释：因为感觉热、感觉烦，所以俺婶到更年期了。

【执业药师考试必备知识点】肾阴虚所致的绝经前后诸证，症见烘热汗出、手足心热。注意事项：孕妇禁用。

坤宝丸

功效：　滋补肝肾　养血安神

口诀：坤宝不干甚　仰歇安神

解释：女人怀里的宝宝一天不干什么事，就知道仰面歇息，安神睡觉。

【执业药师考试必备知识点】肝肾阴虚所致的绝经前后诸证。注意事项：孕妇禁用。

第二节 止带剂

千金止带丸

功效： 调经止带 健脾补肾

口诀：千金纸袋挑晶纸袋 见痞不声

解释：千元现金放进纸袋、挑选的水晶放进纸袋，见到痞子不敢出声，怕被抢。

【执业药师考试必备知识点】脾肾两虚所致的月经不调、带下病。

白带丸

功效：清热 除湿 止带

口诀：请 师 带

解释：跆拳道白带选手请老师带一带。

【执业药师考试必备知识点】湿热下注所致的带下病。

妇科千金片

功效：清热除湿 益气化瘀

口诀：请 厨师 一起划鱼

解释：在妇科上班的千金大小姐请厨师一起划开鱼的肚子。

【执业药师考试必备知识点】湿热瘀阻所致的带下病、腹痛，症见带下量多、色黄质稠、臭秽、神疲乏力；慢性宫颈炎。

妇炎平胶囊

功效： 清热解毒 燥湿止带 杀虫止痒

口诀：妇言瓶六 十 袋 虫子

解释：妇人说瓶子里装有六十袋虫子。

【执业药师考试必备知识点】湿热下注所致的带下病、阴痒；阴道炎、外阴炎。注意事项：孕妇禁用。切忌内服。

花红颗粒

功效：清热解毒　祛瘀止痛　燥湿止带

口诀：庆节　　　与同　事　戴红花

解释：庆佳节，与同事戴上红花（花红→红花）。

【执业药师考试必备知识点】湿热瘀滞所致的带下病、月经不调，症见小腹隐痛、经行腹痛；慢性盆腔炎、附件炎。注意事项：孕妇禁用。

消糜栓

功效：　　　　祛腐生肌　清热解毒　燥湿杀虫

口诀：消灭去伏　击　　六　　　时杀虫

解释：想消灭就去打伏击，六时开始杀虫。

【执业药师考试必备知识点】湿热下注所致的带下病；宫颈糜烂。注意事项：孕妇忌用。月经期前至经净3天内停用。

保妇康栓

功效：行气破瘀　生肌止痛

口诀：　其婆欲　生　　童保妇康

解释：他老婆要生孩子了，所以他一定要保证媳妇的健康。

【执业药师考试必备知识点】湿热瘀滞所致的带下病；宫颈糜烂。注意事项：孕妇禁用。月经前致经净3天内停用。

第三节 产后康复剂

生化丸

功效： 养血祛瘀

口诀：生化完养 育

解释：生完孩子后就要养育孩子。

【执业药师考试必备知识点】产后受寒、寒凝血瘀所致的产后病，症见恶露不行。

产复康颗粒

功效： 祛瘀生新 补气养血

口诀：产妇欲生 补气 血

解释：产妇将要生孩子了，需要补气血。

【执业药师考试必备知识点】气虚血瘀所致的产后恶露不绝。注意事项：产后大出血者禁用。

下乳涌泉散

功效： 通乳 疏肝养血

口诀：下乳→通乳 涌泉→叔赶羊歇息在涌泉边

【执业药师考试必备知识点】肝郁气滞所致的产后乳汁过少。注意事项：孕妇禁用。

通乳颗粒

功效： 益气养血 通络下乳

口诀：通乳通乳气 血 通了下乳

解释：气、血通了就能下乳。

【执业药师考试必备知识点】产后气血亏损，乳少，无乳，乳汁不通。注意事项：孕妇禁用。

第四节　疗杂病剂

桂枝茯苓丸

　　功效：　　　消癥 活血 化瘀

　　口诀：桂枝富了蒸活　　鱼

　　解释：桂枝富了，蒸活鱼吃。

　　【执业药师考试必备知识点】妇人素有癥块，或血瘀经闭，行经腹痛，以及产后恶露不尽。注意事项：孕妇忌用。经期及经后 3 天禁用。

第四章 儿科常用中成药

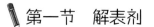 第一节 解表剂

小儿热速清口服液

功效：　　泻火利咽　　　　清热解毒

口诀：热速→火　焰　　清→清热解毒

解释：热的太快成了火焰；清，清热解毒。

【执业药师考试必备知识点】小儿外感风热所致的感冒，症见大便干结。

儿感清口服液

功效：　　　　　　　　　解表清热 宣肺化痰

口诀：儿感→小儿感冒→解表　热 选肺化痰

解释：小儿感冒会发烧，所以要解表热；小儿感冒容易发展成肺炎，所以要选肺化痰。

【执业药师考试必备知识点】小儿外感风寒、肺胃蕴热证。

解肌宁嗽丸

功效：　　　　解表　　　　宣肺 止咳化痰

口诀：解肌→解表 宁嗽→选肺 止咳化痰

解释：解肌是解表的一种方法，宁嗽要选肺，因为肺有痰才会咳嗽。

【执业药师考试必备知识点】外感风寒、痰浊阻肺所致的小儿感冒发热、咳嗽痰多。

第二节　清热剂

小儿咽扁颗粒

功效：　　　清热利咽　解毒止痛

口诀：小儿咽扁若　咽　　肚子痛

解释：小儿咽扁豆：若咽下去，肚子就痛。

【执业药师考试必备知识点】小儿肺卫热盛所致的喉痹、乳蛾；急性咽炎、急性扁桃体炎。

小儿化毒散

功效：　　　清热解毒　活血消肿

口诀：小儿花毒若解读　惑　　众

解释：小儿说花有毒，如果解读会发现他是迷惑众人。

【执业药师考试必备知识点】热毒内蕴、毒邪未尽所致的口疮肿痛、疮疡溃烂。注意事项：因含雄黄，故不宜过量、久服。

第三节　止泻剂

小儿泻速停颗粒

功效：健脾止泻　清热利湿　缓急止痛

口诀：见　　泻请　李师　　急治童

下篇　中成药部分（据执业药师资格考试教材选取）

解释：见小儿腹泻，快请李老师紧急治疗儿童。

【执业药师考试必备知识点】小儿湿热蕴结大肠所致的泄泻，症见大便稀薄如水样；小儿秋季腹泻及迁延性、慢性腹泻。

止泻灵颗粒

功效：健脾益气 渗湿止泻

口诀：健脾 其 实止泻

解释：止泻什么灵？健脾其实就可以止泻。

【执业药师考试必备知识点】脾胃虚弱所致的泄泻；慢性肠炎。

健脾康儿片

功效： 健脾 养胃 消食止泻

口诀：健脾→健脾 康儿→让喂 消食止泻

解释：健康的儿童 = 让喂食物 + 可以正常消化食物 + 不腹泻。

【执业药师考试必备知识点】脾胃气虚所致的泄泻。

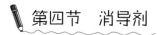

第四节 消导剂

小儿消食片

功效：健脾和胃 消食化滞

健脾消食丸

功效：健脾和胃 消食化滞

口诀：小儿消食，健脾消食，健脾→和胃，消食→化滞

【执业药师考试必备知识点】小儿消食片：食滞肠胃所致的积滞。健脾消食丸：脾胃气虚所致的疳证。

小儿化食丸

功效：　　　　　消食化滞 泻火通便

口诀：小儿画狮玩小狮　子 歇火 边

解释：小儿画狮子玩，画中小狮子歇息在火堆边。

【执业药师考试必备知识点】食滞化热所致的积滞。

一捻金

功效：　　　消食导滞 祛痰通便

口诀：一捻金消失导致　瘫桶边

解释：一捻金消失了，导致瘫倒在桶边。

【执业药师考试必备知识点】脾胃不和、痰食阻滞所致的积滞，症见停食停乳、痰盛喘咳。注意事项：含有朱砂，不宜久用。肝肾功能不全慎用。

肥儿丸

功效：　　健胃消积 驱虫

口诀：肥儿喂小鸡 蛆虫

解释：肥胖的儿童喂小鸡吃蛆虫。

【执业药师考试必备知识点】小儿消化不良，虫积腹痛，面黄肌瘦，食少腹胀泄泻。

第五节　止咳喘剂

小儿咳喘灵颗粒

功效：　　　　宣肺清热 祛痰 止咳 平喘

口诀：小儿咳喘，肺 热 →痰→ 咳 喘

下篇　中成药部分（据执业药师资格考试教材选取）

解释：小儿咳喘是因为肺热有痰，阻塞气道导致咳喘。

【执业药师考试必备知识点】小儿外感风热所致的感冒、咳喘；上呼吸道感染、支气管炎、肺炎。

清宣止咳颗粒

功效：疏风清热　　宣肺止咳

口诀：清：清热　宣：宣肺止咳

【执业药师考试必备知识点】小儿外感风热所致的咳嗽。注意事项：糖尿病患儿禁用。

鹭鸶咯丸

功效：　　宣肺　止咳　化痰

口诀：鹭鸶炫飞　　磕　花坛

解释：鹭鸶炫耀飞行技术，结果磕到花坛上。

【执业药师考试必备知识点】痰浊阻肺所致的顿咳，症见痰鸣气促；百日咳。注意事项：本品含有细辛，不宜长期、过量服用。

儿童清肺丸

功效：　　清肺　解表　化痰　止嗽

口诀：儿童请肥姐　　探　叟

解释：儿童请肥胖的姐姐去探望老叟。

【执业药师考试必备知识点】小儿风寒外束、肺经痰热所致的面赤身热、咳嗽气促、痰多黏稠、咽痛声哑。

小儿消积止咳口服液

功效：　　　清热肃肺　消积止咳

口诀：小儿消极　倾　诉肥　消积止咳

解释：小儿很消极，倾诉原因是肥胖。

【执业药师考试必备知识点】小儿饮食积滞、痰热蕴肺所致的咳嗽、夜间加重、喉间痰鸣、口臭。注意事项：三个月以下婴儿不宜服用。

第六节 补虚剂

龙牡壮骨颗粒

功效： 强筋壮骨 和胃健脾

口诀：龙牡壮骨 强筋壮骨 喝胃见

解释：龙牡壮骨，强筋壮骨，喝到胃里就见效。

【执业药师考试必备知识点】治疗和预防小儿佝偻病、软骨病。注意事项：患儿发热期间暂停服用本品。

第七节 镇惊息风剂

琥珀抱龙丸

功效： 清热化痰 镇静安神

口诀：虎抱龙亲热 谈 镇井安身

解释：虎抱龙亲热的谈论着，并在镇子的井中安身了。

【执业药师考试必备知识点】饮食内伤所致的痰食型急惊风。注意事项：含朱砂，不宜过量或久用。

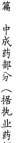

下篇 中成药部分（据执业药师资格考试教材选取）

牛黄抱龙丸

功效： 清热镇惊 祛风化痰

口诀： 牛报龙惹 鲸 风 谈

解释： 牛报告龙惹到鲸鱼了，龙派凤凰去谈判。

【执业药师考试必备知识点】 小儿风痰壅盛所致的惊风。

注意事项： 含朱砂、雄黄，不宜过量或久用。

第五章 眼科常用中成药

第一节 清热剂

明目蒺藜丸

功效：　　　　清热散风　明目退翳

口诀：明目有疾请　三　　目 医

解释：明亮的眼睛有疾病，快请三个眼科医生。

【执业药师考试必备知识点】上焦火盛引起的暴发火眼。

明目上清片

功效：　　　明目止痛　清热散风

口诀：明目上青目　痛 青　散

解释：明亮的眼睛上有淤青，所以眼睛痛，待淤青消散就好了。

【执业药师考试必备知识点】外感风热所致的暴发火眼。

八宝眼药散

功效：消肿止痛　退翳明目

口诀：　总 统　义　母八宝

解释：总统的义母有八种宝贝。

【执业药师考试必备知识点】肝胃火盛所致的目赤肿痛。

注意事项：因含朱砂，滴眼时宜摇均后再用。

黄连羊肝丸

功效：泻火明目

口诀：卸货 母黄羊

解释：卸货的母黄羊。

【执业药师考试必备知识点】肝火旺盛所致的目赤肿痛、胬肉攀睛。

第二节 扶正剂

明目地黄丸

功效： 养肝 滋肾 明目

口诀：明目的干 什 么

解释：明天目的是干什么呢？

【执业药师考试必备知识点】肝肾阴虚所致的目涩畏光、视物模糊、迎风流泪。

石斛夜光颗粒

功效：清肝明目 滋阴补肾

口诀：清 明石壶夜光隐 身

解释：清明节，一个石壶发出夜光后隐身了。

【执业药师考试必备知识点】肝肾两虚、阴虚火旺所致的内障目暗，视物昏花。注意事项：孕妇慎用。

障眼明片

功效：补益肝肾 退翳明目

口诀：障眼干甚 移 目

解释：用障眼法要干什么？转移视线。

【执业药师考试必备知识点】肝肾不足所致的干涩不舒、单眼复视、腰膝酸软，或轻度视力下降；早、中期年龄相关性白内障。

复方血栓通胶囊

功效：　　　　　益气养阴　活血化瘀

口诀：付芳血栓通仪器养　　获　　愈

解释：付芳的血栓通了，是靠仪器的调养获得痊愈。

【执业药师考试必备知识点】血瘀兼气阴两虚所致的视网膜静脉阻塞；以及血瘀兼气阴两虚的稳定型劳累性心绞痛。

第六章　耳鼻喉、口腔科常用中成药

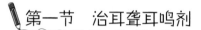

第一节　治耳聋耳鸣剂

耳聋丸

功效：清肝泻火 利湿通窍

口诀：　干　活　时　敲耳聋

解释：干活时敲击声导致耳聋。

【执业药师考试必备知识点】肝胆湿热所致的耳聋耳鸣。

耳聋左慈丸

功效：滋肾平肝

口诀：　婶凭感

解释：耳聋的左慈婶只能凭借感觉生活。

【执业药师考试必备知识点】肝肾阴虚所致的耳鸣耳聋。

第二节　治鼻鼽鼻渊剂

鼻炎康片

功效：宣肺通窍 清热解毒　　消肿止痛

口诀：　肺　窍　　　堵鼻炎消肿　通康

解释：肺窍堵了，不通气，得了鼻炎，消肿后通气了，鼻炎就康复了。

【执业药师考试必备知识点】风邪蕴肺所致的急、慢性鼻炎，过敏性鼻炎。注意事项：含马来酸氯苯那敏，服药期间不得驾驶车、船，不得从事高空作业等；膀胱颈梗阻、甲亢、青光眼、高血压、前列腺肥大者慎用。孕妇及哺乳期妇女慎用。

千柏鼻炎片

功效：宣肺通窍　清热解毒　　活血祛风

口诀：　肺　窍　　　堵鼻炎豁　　　缝千百

解释：肺窍堵了，不通气，得了鼻炎，如果用手术刀豁开一道缝隙，需要千百元钱。

【执业药师考试必备知识点】风热犯肺、内郁化火、凝滞气血所致的鼻塞；急慢性鼻炎、急慢性鼻窦炎。注意事项：因含千里光，故不宜过量或久服。

藿胆丸

功效：　　芳香化浊　清热通窍

口诀：藿丹芳　华　青　　俏

解释：藿丹正值美好年华，年青漂亮。

【执业药师考试必备知识点】湿浊内蕴、胆经郁火所致的鼻塞。

鼻渊舒胶囊

功效：　　　疏风清热　祛湿通窍

口诀：鼻渊叔叔　　热　时通窍

解释：得了鼻渊的叔叔遇到热的时候鼻子通窍了。

【执业药师考试必备知识点】鼻炎、鼻窦炎属肺经风热及胆腑郁热证者。注意事项：含细辛、苍耳子均有小毒，故不宜过量或久服。

辛芩颗粒

功效：　益气固表　祛风通窍

口诀：辛勤七姑　取蜂桶瞧

解释：辛勤的七姑取出蜂桶瞧了瞧。

【执业药师考试必备知识点】肺气不足、风邪外袭所致的鼻痒、喷嚏、流清涕；过敏性鼻炎。注意事项：含有小毒的苍耳子与细辛，故不宜过量或久服。

第三节　治咽肿声哑剂

冰硼散

功效：　　　　清热解毒　消肿止痛

桂林西瓜霜

功效：　　　　清热解毒　消肿止痛

口诀：冰棚桂林西瓜惹　肚　　总　痛

解释：冰棚里的桂林西瓜吃了后，惹得我肚子总是疼痛。

【执业药师考试必备知识点】冰硼散：热毒蕴结所致的咽喉疼痛。注意事项：含朱砂，故不宜长期大量使用。孕妇及哺乳期妇女禁用。桂林西瓜霜：风热上攻、肺胃热盛所致的乳蛾、喉痹、口糜；咽炎、扁桃体炎、口腔炎、口腔溃疡、牙龈炎及轻度烫伤（表皮未破）者。注意事项：孕妇禁用。内含山豆根与煅硼砂，故不宜过量服用或久服。

复方鱼腥草片

功效： 清热解毒

口诀：付芳鱼腥草苦

解释：付芳说鱼腥草吃起来很苦。

【执业药师考试必备知识点】外感风热所致的急喉痹、急乳蛾；急性咽炎、急性扁桃体炎。

六神丸

功效：消肿利咽 清热解毒 化腐止痛

口诀： 忠 言 苦 化福祉

解释：六神忠言：苦难最终可以化为幸福。

【执业药师考试必备知识点】烂喉丹痧，喉风喉痛，单双乳蛾。注意事项：孕妇及对本品过敏者禁用。因含蟾酥、雄黄、朱砂等，故不能过量或久服。

玄麦甘桔含片

功效： 清热滋阴 祛痰利咽

口诀：玄卖柑橘热 饮 它丽颜

解释：玄卖的柑橘热饮，喝了它可以美丽容颜。

【执业药师考试必备知识点】阴虚火旺，咽喉肿痛。

清音丸

功效： 清热利咽 生津润燥

口诀：轻音轻 言 禁 噪

解释：轻轻的发音，轻轻的说话，因为禁止噪音。

【执业药师考试必备知识点】肺热津亏，声哑失音。注意事项：孕妇禁用。

下篇 中成药部分（据执业药师资格考试教材选取）

锡类散

功效： 解毒化腐 敛疮

口诀：蜥累都 扶 床

解释：蜥蜴累的都扶床了。

【执业药师考试必备知识点】心胃火盛所致的咽喉糜烂肿痛。

【说明】口诀中的"都"是"毒"的近似音。

珠黄散

功效： 去腐生肌 清热解毒

口诀：珠黄屈服生计 哭

解释：为什么人老珠黄了？屈服于生计呗！说着说着就哭了。

【执业药师考试必备知识点】热毒内蕴所致的咽痛，咽部红肿、糜烂。

黄氏响声丸

功效： 利咽开音 疏风清热 化痰散结

口诀：黄氏相声咽开音 抒 情 谈三节

解释：黄氏相声：咽喉先开音，然后抒情的谈论三个季节。

【执业药师考试必备知识点】风热外束、痰热内盛所致的急、慢性喉瘖；急、慢性喉炎及声带小结、声带息肉初起。

清咽滴丸

功效： 疏风清热 解毒利咽

口诀：清咽清咽，清热利咽，疏风清热，解毒利咽

【执业药师考试必备知识点】外感风热所致的急喉痹；急性咽炎。

第四节　治口疮剂

栀子金花丸

功效：　　　　清热泻火　凉血解毒

口诀：侄子金华惹　祸谅　解

解释：侄子金华惹祸了，请谅解。

【执业药师考试必备知识点】肺胃热盛所致的口舌生疮。

口炎清颗粒

功效：解毒消肿　滋阴清热

口诀：　毒　重　→引　热→口炎

解释：因口腔内病毒毒力增强，引起体温发热，得了口炎。

【执业药师考试必备知识点】阴虚火旺所致的口腔炎症。

第七章　骨伤科常用中成药

接骨七厘片

功效：　　　　　接骨续筋　活血化瘀

口诀：接骨七厘接骨　筋获　愈

解释：接骨七厘米，接的是骨筋，获得痊愈。

【执业药师考试必备知识点】跌打损伤，闪腰岔气，骨折筋伤，瘀血肿痛。用法：口服，黄酒送下。注意事项：孕妇禁用。骨折、脱臼者应先复位后再用本品治疗。

接骨丸

功效：　　　　　活血散瘀　消肿止痛

口诀：接骨无七厘获　愈　总　痛

解释：接骨不到七厘米，虽获得痊愈，但是总疼。

【执业药师考试必备知识点】跌打损伤，闪腰岔气，筋伤骨折，瘀血肿痛。注意事项：含马钱子粉有大毒。孕妇禁用。骨折、脱臼者应先复位后再用本品治疗。

七厘散

功效：止痛止血　化瘀消肿

口诀：知同　学　画鱼小 7cm

解释：知道同学画鱼小了 7cm。

【执业药师考试必备知识点】跌仆损伤，血瘀疼痛，外伤出血。注意事项：孕妇禁用。骨折、脱臼者应先复位后再用本品治疗。不易过量、长期服用。

云南白药

功效：　　化瘀止血　　活血止痛　　解毒消肿

口诀：云：化雨　雪南：获雪　痛伯：借　小种

解释：云可化作雨、雪，南方下雪了很痛苦，因为庄稼冻死了，老伯还要借小种子重新种地。

【执业药师考试必备知识点】跌打损伤，瘀血肿痛，吐血，咳血、便血、痔血，崩漏下血，疮疡肿毒及软组织挫伤，闭合性骨折，支气管扩张及肺结核咳血，溃疡病出血，以及皮肤感染性疾病。注意事项：孕妇忌用。妇女月经期及哺乳期慎用。运动员慎用。服药1日内，忌食蚕豆、鱼类及酸冷食物。

跌打丸

功效：　　　　消肿止痛　活血散瘀

活血止痛散

功效：　　　　消肿止痛　活血散瘀

口诀：跌打　血痛：终止痛　活血散瘀

解释：跌打致流血、疼痛：要终止疼痛，就得活血散瘀。

【执业药师考试必备知识点】跌打丸：跌打损伤，筋断骨折，瘀血肿痛，闪腰岔气。注意事项：孕妇禁用。骨折、脱臼者应先复位后再用本品治疗。活血止痛散：跌打损伤，瘀血肿痛。用法用量：用温黄酒或温开水送服。注意事项：孕妇禁用。

舒筋活血片

功效：舒筋　活络　活血　散瘀

口诀：舒筋能活络　活血可散瘀

【执业药师考试必备知识点】筋骨疼痛，肢体拘挛。注意事项：孕妇忌服。因所用的香加皮含强心苷而有毒，故不宜过量或持久服用，禁与含强心苷类的西药同用。

口诀背诵简表

建议用纸板盖住口诀部分，看药名背诵出口诀，再说出功效，如有遗忘，按索引查询。

中药部分

（据中药学和执业医师资格考试教材选取）

🖊 第一章　解表药

第一节　发散风寒药

麻黄 香薷	口诀：发表水种，麻黄宣传；香薷："花适合种"
桂枝	口诀：文精通、还解饥，助阳妻，宠你（妻）
紫苏叶　（教材） 　　　　（执医）	口诀：彪悍，行乞何为 口诀：彪悍，鱼蟹去款众
生姜　（教材） 　　　（执医）	口诀：鱼蟹表寒，生姜：它可温之。哦 口诀：蚊子咳、蚊子呕，鱼蟹表憾
荆芥 防风	口诀：荆芥和防风，解表又祛风，姐透窗知雪，放声使童惊
藁本 羌活	口诀：稿本，墙，喊冯氏、童
白芷	口诀：白纸：去稚童，巧借三十袋小排
细辛	口诀：细心温饮解寒，巧祛痛
辛夷 苍耳子	口诀：辛姨藏儿子，避风寒，儿子风湿（痛）

葱白	口诀：发汗，散寒通阳
胡荽 柽柳	口诀：胡荽撑了偷针，随卫士称出事

第二节 发散风热药

薄荷	口诀：风热，咽里头真干，七伯喝
牛蒡子	口诀：选炭肚中咽，诊属疯
蝉蜕	口诀：蝉蜕透树缝目风景，咽开音
菊花 桑叶	口诀：清明，一杨树散热，花枯，叶非燥
蔓荆子	口诀：买镜子清理头，梳缝
柴胡 （教材） （执医）	口诀：柴火叔忒热，生气，疏肝解郁 口诀：柴火姐忒热，生气，疏肝解郁
升麻	口诀：升嘛？表针六，升阳
葛根	口诀：击退金，朕就同了升职，谢
淡豆豉	口诀：蛋都吃→发育→表烦
浮萍	口诀："扶贫旋风"投资养鸟
谷精草 木贼	口诀：树缝一目，谷精、木贼

第二章　清热药

第一节　清热泻火药

石膏	口诀：史高青伙烦课，失恋创记止学
寒水石	口诀：寒→热；水→火
知母	口诀：知母引灶热蟹
芦根	口诀：芦跟鸟禁止亲热，携雏烦，呕
天花粉	口诀：花粉惹火，禁止小派
竹叶 淡竹叶	口诀：煮液厨房→热火→津→鸟 口诀：淡煮液厨房→热火→→鸟渴
鸭跖草	口诀：鸭子→水中→热火→解肚
栀子	口诀：侄子外总捅，惹事或触犯两戒
夏枯草　（教材） 　　　　（执医）	口诀：夏枯草干火，目散众 口诀：夏枯草热火，目散众
决明子	口诀：倔明子常惹母
密蒙花	口诀：惹火赶牧医
青葙子	口诀：母姨干活清箱子

第二节　清热燥湿药

黄芩 黄连 黄柏	口诀：清早时，伙瞎：┌黄芩（女儿）只学安胎 ├黄连（儿子） └黄伯（老爹）出征疗创
龙胆	口诀：龙胆有胆，请示肝胆
秦皮	口诀：秦皮秦皮，母带青枣、涩梨

苦参 （教材）	口诀：苦婶请师杀只鸟
（执医）	口诀：苦婶请师杀鸟
白鲜皮	口诀：热澡去毒＝白皮

第三节　清热解毒药

金银花 连翘	口诀：枯树缝金银，脸俏小姐
紫花地丁 穿心莲 （教材）	口诀：紫花地留两种，心莲找拾
（执医）	口诀：穿心清早凉，终泻肚
大青叶 青黛	口诀：大青叶、青黛六两拌，带蟹或鲸
板蓝根	口诀：板蓝根凉咽热毒
贯众	口诀：观众虫流血
蒲公英 （教材）	口诀：蒲公英小姐哭十通→乳痈
（执医）	口诀：蒲公英小姐清洁尿桶→孺用
野菊花	口诀：火，干枯
重楼	口诀：重楼总统，清洁干净
拳参	口诀：拳身肿，致血，媳妇哭
漏芦	口诀：漏，涌下乳流尽
土茯苓	口诀：屠夫戒赌，厨师理解
鱼腥草	口诀：鱼腥、鸟哭，小佣弄
金荞麦	口诀：金桥卖流脓鱼
大血藤	口诀：逢大雪清洁，雪至桶

败酱草	口诀：败将欲痛哭，小排
射干	口诀：射瘫六燕
山豆根	口诀：山斗根，情节严重
马勃 （教材）（执医）	口诀：马伯之学非读研 口诀：马伯严酷治学
青果	口诀：青果严禁清洁
木蝴蝶	口诀：蝴蝶树干，为亲飞燕
白头翁	口诀：白头翁清洁两只梨
马齿苋	口诀：马见两只蟹、六只狸
鸦胆子	口诀：鸦胆子六只狸捏食肉
地锦草	口诀：地锦草两枝枯黄
半边莲	口诀：半边莲留水中
半枝莲	口诀：半枝莲留水中，三鱼致谢
白花蛇舌草（教材）（执医）	口诀：白花蛇→舌→草→使林枯 口诀：白花蛇六时头领宵用
山慈菇	口诀：山姑她姐苦
熊胆粉	口诀：媳妇惊，请姐赶母熊
千里光	口诀：赶目千里，苦事
白蔹	口诀：六小佣，三脸疮、记
四季青	口诀：两只小鱼留恋床
绿豆	口诀：绿树水流

第四节 清热凉血药

生地黄		口诀：生地无银剩金
玄参	（教材）	口诀：玄无解，结引惑
	（执医）	口诀：玄引惑，解读无
牡丹皮		口诀：牡丹五活鱼
赤芍		口诀：赤勺乌鱼痛
紫草		口诀：字草独诊无血小板
水牛角		口诀：水牛角，京都无

第五节 清虚热药

青蒿	（教材）	口诀：需黄捏厨蒸，解暑热
	（执医）	口诀：捏两厨蒸，透热解暑
白薇	（教材）	口诀：独闯武林
	（执医）	口诀：白尾两鸟虚弱，借床
地骨皮		口诀：骨皮凉，厨蒸，请肥将
银柴胡 胡黄连		口诀：因狐需感，狐恋狮

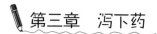

第三章 泻下药

第一节 攻下药

大黄	（教材）	口诀：大黄虾攻击两蟹姐，惹祸，致蟹鱼惊慌
	（执医）	口诀：大黄虾攻击两蟹姐，惹祸，诸鱼惊慌

芒硝	口诀：芒小虾同伙笑众，遭软禁
番泻叶	口诀：番泻→轮番泻→利水 or 通便→（结果）泻热行滞
芦荟	口诀：写下情感，写啥了？甘

第二节　润下药

火麻仁 郁李仁 松子仁	口诀：仁—通便；李—利；松子—运客

第三节　峻下逐水药

甘遂 京大戟 红大戟	口诀：随记总结谢主任
芫花　　（教材） 　　　　（执医）	口诀：芫花它渴，虫撩水助饮 口诀：虫撩水助饮芫花
商陆	口诀：商陆煮水笑，李二变杜三
牵牛子	口诀：牵牛子歇水边，小坛饮，杀公鸡
巴豆霜	口诀：巴豆君冷极，毯掩，煮水湿床
千金子	口诀：千金破蟹，蒸虾，煮水，外选肉

第四章　祛风湿药

第一节　祛风寒湿药

独活　　（教材） 　　　　（执医）	口诀：独活婺冯氏，铜币桶、表 口诀：独活婺冯氏，铜币桶

威灵仙	口诀：风湿了，痛骨危险
徐长卿	口诀：风湿痛养
川乌 草乌	口诀：川草屋冯氏文精通
蕲蛇 金钱白花蛇 乌梢蛇	口诀：三蛇逢了惊
木瓜　　（教材） 　　　　（执医）	口诀：师种木瓜熟了 口诀：木瓜熟了喂狮
蚕沙	口诀：蚕杀，食盒中去世
伸筋草	口诀：伸筋草风时舒筋络
油松节 海桐皮	口诀：松节风湿了，痛，还痛？啥样
海风藤 青风藤	口诀：风：祛风湿，藤：通络 海→有氵（有水）→用桶（痛）装 青→无氵（无水）→利小便了，所以无水
丁公藤	口诀：钉公疼，去缝十，肿痛
昆明山海棠	口诀：去食或治筋骨
路路通	口诀：去罗路路通，谁统计
穿山龙	口诀：传山龙起风时舒筋络，活动至喘

第二节　祛风湿热药

秦艽	口诀：秦艽风湿了致痛，虮虚，请食热
防己	口诀：防止起风时，纸筒水中

桑枝 豨莶草	口诀：桑枝喜草，冯氏、李姐。草，独
臭梧桐 老鹳草	口诀：去峰时，经臭梧桐干，老鹳泻痢，清洁
络石藤	口诀：落石两血肿，疼疯了
雷公藤	口诀：总统重读学了厨师
丝瓜络	口诀：活蟹疯了，撕瓜吓孺

第三节　祛风湿强筋骨药

香加皮 五加皮	口诀：相加：风食＝筋＋骨＋水 　　　　五加：风食＝筋＋骨＋水＋肝＋肾
桑寄生	口诀：桑姬感身胎，去食筋骨
狗脊	口诀：狗急疯似咬，赶婶
千年健	口诀：千年古诗
雪莲花	口诀：补身，冲饮确实强

🖉 第五章　化湿药

佩兰 广藿香	口诀：芳香食表熟，佩兰啤开胃，藿香喝盅呕
苍术	口诀：风寒，明早间藏猪
厚朴　（教材） 　　　（执医）	口诀：厚婆行乞，小鸡、小坛平川找食 口诀：猴找食，小坛下七馒
砂仁	口诀：杀人李七按台，侍卫劈之

豆蔻	口诀：豆蔻花时妻开始种藕
草豆蔻	口诀：草寇遭刑，问众只殴
草果	口诀：草果出坛皆捏，找时种

第六章 利水渗湿药

第一节 利水消肿药

茯苓 （教材） 　　 （执医）	口诀：夫令李氏见屁拧身 口诀：夫令李氏见笔拧芯
薏苡仁 （教材） 　　 （执医）	口诀：怡人牌皮鞋，姐姐避水湿 口诀：怡人牌皮鞋避水湿
猪苓 泽泻 （教材） 　　 （执医）	口诀：猪苓水湿，泽泻泄脂 口诀：猪苓水湿，泽泻泄热
冬瓜皮	口诀：冬瓜水清暑
玉米须	口诀：玉米需水黄
葫芦	口诀：水中葫芦通林
枳椇子	口诀：橘子水解酒

第二节 利尿通淋药

车前子	口诀：车前子他母清理尿桶淋湿鞋
滑石	口诀：画师热，解暑淋湿了床

木通	口诀：井下如尿桶心烦
通草	口诀：同草、同七虾人侵鸟
瞿麦	口诀：获桶晶，拎去卖
萹蓄	口诀：林杀羊
地肤子	口诀：弟子请师去治羊
海金沙	口诀：请示头领，至桶
石韦	口诀：石伟请客→两只鸟
冬葵子	口诀：虾如唱惹鸟
灯心草	口诀：灯芯，小心火
萆薢	口诀：草→痹，有痹要去除痹。薢→蟹，食去捉

第三节　利湿退黄药

茵陈	口诀：请食蛋黄
金钱草	口诀：姐笑金钱草是黄鹂鸟
连钱草	口诀：李氏淋雨种六连钱草
广金钱草	口诀：光金钱清除十黄鹂鸟
虎杖	口诀：花渴枯黄雨至
垂盆草 地耳草 珍珠草	口诀：垂耳珍草枯黄，耳草雪中，珍草寄母
鸡骨草	口诀：输干痛哭，拾荒鸡骨

第七章　温里药

附子	口诀：住阳不活，回阳救你，扇喊痛
干姜	口诀：干将回，统问寒，温饮
肉桂	口诀：肉贵，捕获羊三只，统统卖银元
吴茱萸	口诀：你偶住阳制鞋，三只童，无语
小茴香	口诀：妻喂三童茴香
丁香	口诀：蚊钟你，吻身痒，喊痛
高良姜	口诀：问偶三桶
花椒	口诀：花轿啥样？问众知
胡椒	口诀：闻中韩下棋，呼叫小谭
荜茇 荜澄茄	口诀：BB 问众：散寒气止痛

第八章　理气药

陈皮	口诀：其皮燥化
橘红	口诀：李七款众十坛橘红
化橘红	口诀：话剧：李七款众，澡堂消失
青皮	口诀：输干婆气，消极话至
枳实	口诀：掷石破七小坛、三啤
枳壳	口诀：纸壳，其宽重纸张
木香	口诀：木箱七桶见食

沉香	口诀：沉香问偶拿七瓶？七桶
檀香	口诀：坛香，气味中，开喂童
川楝子	口诀：链子树干惹七只虫
乌药	口诀：勿要纹身汉，岂止痛
荔枝核	口诀：荔枝，七姐、孩童
香附	口诀：想富＝精通犁种＋甘雨
佛手	口诀：佛手合止痛，使他感泣
香橼	口诀：叔遇李总，使他相缘
玫瑰花	口诀：玫瑰骑鱼，河蟹止通
梅花	口诀：梅花树干和众花谈节
娑罗子	口诀：娑罗树干狸胃痛
薤白	口诀：鞋白，杨三姐 7 刀（dollar）
大腹皮	口诀：大腹，其中水肿
甘松	口诀：干松七洞，鱼、啤示众
九香虫	口诀：李七同众养九虫
刀豆	口诀：刀，问众：侠其止恶，问婶：煮羊
柿蒂	口诀：将饿→柿子

第九章 消食药

山楂	口诀：山楂其善于消食兼化脂
六神曲	口诀：神曲小薇

麦芽	口诀：七小时见啤，开胃会涨
稻芽	口诀：剑劈开小食盒→稻芽
莱菔子	口诀：来父子讲奇谈：消失帐
鸡内金	口诀：鸡内金同化石消失，味精遗

 # 第十章　驱虫药

使君子 雷丸 芜荑 鹤虱	口诀：君子雷丸，无虱傻笑
苦楝皮	口诀：苦练啥了
槟榔	口诀：病狼睡醒虐杀小鸡
鹤草芽 南瓜子	口诀：鹤牙瓜子虫
榧子	口诀：匪子从小便认匪直磕

 # 第十一章　止血药

第一节　凉血止血药

大蓟 小蓟	口诀：大鸡、小鸡、两只鱼，都宵用
地榆	口诀：地榆两枝堵窗
槐花	口诀：感谢两只蟹

侧柏叶	口诀：侧柏叶它可两治：生、乌发
白茅根	口诀：两只白猫惹鸟
苎麻根	口诀：抬两只猪，马哭
羊蹄	口诀：羊替姐杀两只虾

第二节　化瘀止血药

三七	口诀：小童三只鞋 37
景天三七	口诀：景天 37 花鞋借宁婶
茜草	口诀：两鱼捅鲸致血
蒲黄	口诀：蒲黄只学画鱼鳞
花蕊石	口诀：花雨致谢

第三节　收敛止血药

白及	口诀：百记重击，脸血
仙鹤草	口诀：仙鹤手指肚捏梨，补虚
紫珠叶	口诀：手两指瘀毒肿
血余炭 棕榈炭	口诀：炭：收敛止血。血余～～余尿
藕节	口诀：偶姐恋雪、雨

第四节　温经止血药

艾叶	（教材）	口诀：俺太经寒致痛，艾叶温经治，外室养
	（执医）	口诀：寒经，艾叶温经治，外室养

炮姜	口诀：炮将蚊子痛、蚊子血
灶心土	口诀：灶心温致蟹直呕、直泻

第十二章　活血化瘀药

第一节　活血止痛药

川芎	口诀：川兄获刑，娶疯子
延胡索	口诀：沿湖索获通行
郁金	口诀：遇金，获桶，但退，心凉，其郁
姜黄　　（教材） 　　　　（执医）	口诀：获鞋去通，竟止通 口诀：破鞋去通，竟止通
乳香 没药	口诀：如想没药，众生几活？定痛
五灵脂	口诀：胡同遇只鞋，老鼠屎
降香	口诀：奖项预知，学历弃桶

第二节　活血调经药

丹参	口诀：单身遇凉经痛，心烦
红花	口诀：红花伙同鲸鱼止通
西红花	口诀：西→西域有神；红→红色活鱼；花→花给两姐
桃仁	口诀：逃人活鱼变只船
益母草 泽兰	口诀：伙挑井水，一亩草枯；泽兰雨拥
牛膝	口诀：牛膝不敢伸，遇井水饮下，强劲

川牛膝	口诀：川牛理解诸鱼精引虾行，离尿桶
鸡血藤	口诀：鸡血疼，跳井致痛，活血补血竟活了
王不留行（教材） 　　　　（执医）	口诀：王不留下汝，终获桶，竟尿桶 口诀：王不留下汝小佣，获桶竟尿桶
月季花	口诀：活调，赶郁，月季花
凌霄花	口诀：凌霄花，蟹疯或蟹惊

第三节　活血疗伤药

水蛭 土鳖虫	口诀：水土两虫破诸鱼，土伤筋骨，水正捅鲸
马钱子	口诀：马子皆小骡子
自然铜	口诀：善于治筋骨
苏木	口诀：树木获雨笑至痛
骨碎补	口诀：骨碎补身骨，活动外缝板
血竭	口诀：学姐胡同遇只鞋，绳系床
儿茶	口诀：儿茶清华之学生，收拾床，活动
刘寄奴	口诀：刘寄奴事迹：遇童，迫童惊，疗伤止血
北刘寄奴	口诀：北京痛，刘凉致，寄活鱼，奴请食

第四节　破血消癥药

莪术 三棱	口诀：鹅住三棱，跛行，其小鸡志同
虻虫 斑蝥	口诀：虻蝥两虫破诸鱼，消散，蝥工事

| 穿山甲 | 口诀：穿山甲和蟹争小排，惊吓孺，叟乐 |

 第十三章　化痰止咳平喘药

第一节　温化寒痰药

半夏　（教材） 　　　（执医）	口诀：扮侠你殴小痞，三十瘫 口诀：扮侠你殴小痞三，使他（外）肿痛
天南星	口诀：南星找他取经，解众
胆南星	口诀：南星→风景→情话
白附子	口诀：去京同读结识他
芥子	口诀：问妃和她一起上街捅蒌子？捅 ·
皂荚	口诀：皂三种，取它开瞧
旋覆花	口诀：旋浮花行水，止藕，将其小坛
白前	口诀：讲七堂课
猫爪草	口诀：猫爪毒重，划瘫三姐

第二节　清化热痰药

川贝母 浙贝母	口诀：贝母热痰→结痈→咳，川—润；浙（蜇）—毒
瓜蒌	口诀：瓜蒌清涤款兄，结滑肠
竹茹	口诀：倾花，烦藕
竹沥	口诀：助理，亲若获它，定睛一瞧
天竺黄	口诀：天竺热谈心经

前胡	口诀：前湖将去探山峰
桔梗	口诀：桔梗咽能选肺祛痰
胖大海	口诀：胖大海热肥肠，言开饮
昆布 海藻	口诀：小探员接礼笑，可不害臊
黄药子	口诀：黄药→花坛散→小婴→请两姐
海蛤壳	口诀：海哥，青花坛、制酸桶，软坚？外失联
海浮石	口诀：海浮石轻弹软坚，拎
瓦楞子	口诀：楞子，小痰盂、制酸桶，软坚
礞石	口诀：礞石坠坛下，七瓶感震惊

第三节 止咳平喘药

苦杏仁	口诀：将去客船厂
紫苏子	口诀：苏子讲话常咳喘
百部	口诀：百步，刃飞下去可杀虫灭虱
款冬花 紫菀	口诀：款冬花紫碗飞下去磕花坛
马兜铃	口诀：马督领肥将，咳喘经常治
青木香	口诀：行乞稚童，姐肚笑肿
天仙藤	口诀：离奇趣事，伙学通天仙腾
枇杷叶	口诀：琵琶、青稞，奖你、偶
桑白皮 葶苈子	口诀：上皮艇，水中鞋飞平川

白果	口诀：（sir）纸袋缩鸟，练飞喘
银杏叶	口诀：飞船捉只活鱼落桶
矮地茶	口诀：矮的他可里饰鞋化郁
洋金花	口诀：洋花瓶子磕姐颈，定痛

第十四章 安神药

第一节 重镇安神药

朱砂	口诀：猪杀，俺婶目睹，心惊
磁石	口诀：磁石从命拿起瓶，潜洋诊鲸身
龙骨 （教材）	口诀：龙骨收敛，真身潜洋
（执医）	口诀：龙骨收敛，真身潜洋失联
琥珀	口诀：琥珀活三鸟，震惊俺

第二节 养心安神药

酸枣仁	口诀：酸枣、心肝、津敛、心安
柏子仁	口诀：白字常让信深，直汗
灵芝	口诀：补其身，治可痊
首乌藤	口诀：首藤→手疼→疼疯了→血身
合欢皮	口诀：姐遇俺婶，获些小种
远志 （教材）	口诀：安逸致瞳肿，去谈开窍，远志交通
（执医）	口诀：总安逸，去谈远志，心甚绞痛

📝 第十五章　平肝息风药

第一节　平抑肝阳药

石决明	口诀：石→潜洋；决明→请肝明目
珍珠母	口诀：潜洋，俺定睛目—珍珠母
牡蛎	口诀：潜洋捕牡蛎，软？坚？重按手骨酸痛
紫贝齿	口诀：干母钱，竟安紫贝齿
代赭石	口诀：中奖，牵羊两只
刺蒺藜　（教材） （执医）	口诀：母羊赶树干，活蟹娶蜂刺激了 口诀：敢于雪峰牧羊，刺激
罗布麻叶	口诀：萝卜，平安若水

第二节　息风止痉药

羚羊角　（教材） （执医）	口诀：洋教倾慕评戏青姐 口诀：洋教倾慕评戏三学姐
牛黄	口诀：牛黄跷身清洁凉席和毯
珍珠	口诀：珍珠名义富区安身，竟肚饥
钩藤	口诀：请凭干系购藤
天麻	口诀：一羊娶了媳妇天马
地龙	口诀：地龙情定了川乌
全蝎 蜈蚣	口诀：全蝎、蜈蚣同骡子喜风景，共度三节

| 僵蚕 | 口诀：媳妇竟将蚕封桶、坛三节 |

 第十六章　开窍药

麝香	口诀：设想获桶晶，瞧醒神，笑致痛
冰片	口诀：冰→清热→桶→开敲→醒婶
苏合香 （教材）	口诀：苏合香敲醒身会痛
（执医）	口诀：苏合香敲会痛
安息香	口诀：峭壁行七蟹同安息
石菖蒲 （教材）	口诀：食谱，瞧它醒神！芝士何味
（执医）	口诀：食谱，瞧它醒神！芝士开胃

 第十七章　补虚药

第一节　补气药

人参	口诀：皮衣、金靴，按一元卖，故脱
西洋参	口诀：西洋参，清热津，补气阴
党参	口诀：当剑劈匪，邪尽
太子参	口诀：太子遗弃剑，竟认匪
黄芪 （教材）	口诀：一位拖犊农行至壁，补七升水，省劲仰歇，怜生计
（执医）	口诀：黄芪表汗，补七升水，创生机
白术	口诀：七剑劈白猪，抬早市里，直汗

山药 （教材）（执医）	口诀：山腰一起饮啤，肥身古井 口诀：山腰不慎 sir 布匹、围巾飞
白扁豆	口诀：批示盒中小鼠解肚白扁豆
甘草	口诀：甘草患疾，痛哭跳河，去谈之不脾气
大枣	口诀：大旱不种，其仰歇安神
刺五加	口诀：不慎，俺一剑刺甲
绞股蓝	口诀：一舰搅乱六坦克
红景天	口诀：红、景天遗弃活蟹，同卖串
沙棘	口诀：杀鸡、豁鱼、煎食，客去
饴糖	口诀：患童总泣，一糖认可
蜂蜜	口诀：蜜蜂早、中肚子痛，外击窗

第二节 补阳药

鹿茸	口诀：鹿易惊冲闯，故慎养
紫河车	口诀：一起学自行车，稳身不惊
巴戟天 仙茅 淫羊藿	口诀：八仙人捕神羊，去食强筋骨
胡芦巴	口诀：葫芦爸纹身，样孩童
杜仲	口诀：肚中胎，不敢伸筋骨
续断	口诀：嘣！感身筋骨折伤断
肉苁蓉 锁阳	口诀：肉苁蓉锁阳，肾阳精血肠

补骨脂 （教材）	口诀：不顾止，姑锁沈阳皮鞋拿起穿，笑去班
（执医）	口诀：不顾止，沈阳皮鞋拿起穿，笑去班
益智	口诀：一只暖身孤鸟闻皮鞋唾
菟丝子	口诀：母兔子古井缩，不敢伸，知携胎，外小蜂去伴
沙苑子	口诀：沙子不慎扬目，故缩
蛤蚧	口诀：哥姐肥身，气喘，让医惊
核桃仁	口诀：核桃，闻非常补身
冬虫夏草	口诀：冬虫身飞；夏草植花坛
韭菜子	口诀：九子装故竟为不干事
阳起石	口诀：阳起时温壮羊
紫石英	口诀：紫石飞船温暖，宫真心安
海狗肾	口诀：海狗暖身阳，一鲸随
海马	口诀：海马闻身壮，皆笑
哈蟆油	口诀：蛤蟆深井，样肥

第三节　补血药

当归	口诀：当龟跳井致痛，便捕获
熟地黄	口诀：熟弟补血饮鲸髓
白芍	口诀：一羊脸汗，羊竟肉痛
阿胶	口诀：阿娇不学字，因造纸鞋

何首乌	口诀：感婶发质已经强，姐姐常用
龙眼肉	口诀：龙眼肉？不信，皮羊、蟹身

第四节　补阴药

北沙参 南沙参	口诀：杨妃围巾被杀，遗弃花坛→男杀
百合	口诀：百合养肥，请俺婶
麦冬　　（教材） 　　　　（执医）	口诀：因肥一斤心烦 口诀：麦→引进；冬→费心
天冬	口诀：冬天因燥费津
石斛	口诀：石壶自饮，请卫生
玉竹	口诀：因燥，玉竹渴
黄精	口诀：黄精其饮啤，一身肥
墨旱莲 女贞子 枸杞子	口诀：旱莲、女子、狗子不干甚，旱莲两支，女子明目乌发，狗子已经瞑目
桑椹	口诀：桑婶今早资学
黑芝麻	口诀：嘿，芝麻干甚？开门，易学
龟甲	口诀：龟甲：自认谦让易胜，故仰歇不醒，崩
鳖甲	口诀：阴、阳、软、坚、出征
楮实子	口诀：储石子，婶赶鸣鸟

第十八章 收涩药

第一节 固表止汗药

麻黄根	口诀：麻黄跟姑至韩
浮小麦	口诀：小麦姑直喊仪器出热
糯稻根	口诀：表汗，以为劲，忒虚了

第二节 敛肺涩肠药

五味子	口诀：五子练鼓，一起进步姊宁心
乌梅	口诀：乌梅 sir 常津飞安徽
五倍子	口诀：五被子、十床，肥将连喊致谢！厂址谢！敬意
罂粟壳	口诀：婴肺同肠
诃子	口诀：和子练字，可 sir 只写火焰
石榴皮	口诀：sir 常治蟹，杀虫
肉豆蔻	口诀：肉、豆肠子闻腥气
赤石脂 （教材） 禹余粮 （教材） 赤石脂 （执医）	口诀：熟蟹，尝蟹，吃十只创纪，余粮纸袋 口诀：sir 常机床制鞋

第三节 固精缩尿止带药

山茱萸	口诀：感身瘦骨山煮鱼
覆盆子	口诀：一神经鸟仰慕盆子

桑螵蛸	口诀：煮羊，惊鸟
海螵蛸	口诀：海啸惊呆，手脸撞、手脸血，致酸痛
金樱子	口诀：金鹰惊鸟，肠子泻，绷带
莲子	口诀：衣裳、古镜、皮鞋纸袋，心安
芡实	口诀：钱氏深谷湿，带皮鞋
刺猬皮	口诀：刺猬遇痛惊缩，收敛些
椿皮	口诀：青时懈怠止学→蠹
鸡冠花	口诀：机关收三职（三止）带学历

第十九章　涌吐药

常山	口诀：常山吐痰？皆捏
瓜蒂	口诀：去黄瓜地吐痰
胆矾	口诀：去府时吐痰，姐收拾
藜芦	口诀：用土封坛杀虫

第二十章　攻毒杀虫止痒药

雄黄		口诀：雄黄早去捏毒虫
硫黄	（教材）	口诀：（外）独床杀羊（内）补火煮羊鞭
	（执医）	口诀：外：毒虫疗创。内：补火煮羊鞭
白矾		口诀：白饭＋外毒杀十只羊＋内取出封坛子血蟹
蛇床子		口诀：蛇床杀只羊，找师去缝，问姆装羊

土荆皮	口诀：涂静选宠羊
蜂房	口诀：蜂房驱蜂致痛，公傻
樟脑	口诀：厨师杀虫，蟑脑闻煽动开会
蟾酥	口诀：蟾翘身肚痛
大蒜	口诀：姐种沙里

 第二十一章　拔毒化腐生肌药

红粉　（教材）	口诀：红粉把肚弄腹肌
升药　（执医）	口诀：升是向上拔，拔毒能去腐
轻粉	口诀：轻粉外用沙攻窗，内他消极逐水桶
砒石　（教材） 　　　（执医）	口诀：砒石毒杀师傅，攻爱，劫船 口诀：砒石毒杀师傅，劫船
铅丹	口诀：外吧唧！杀只羊；内坠坛震惊
炉甘石	口诀：卢干事，督命退役，使之仰床
硼砂	口诀：篷沙清洁，清花坛

中 药

（据执业药师资格考试教材选取）

🖊 第一章 解表药

第一节 辛温解表药

麻黄 香薷 浮萍	口诀：发表水种，麻黄宣传；香薷花适合种；浮萍投资羊
桂枝	口诀：桂枝文静，还解饥，助阳妻
紫苏叶	口诀：俺太发韩去款众→苏叶鱼蟹
生姜	口诀：生姜？问偶，问客，发表
荆芥 防风	口诀：荆芥防风，解表祛风，借针止痒血，风时痛痉
羌活	口诀：彪悍冯氏墙止通
细辛	口诀：细心温饮驱寒，巧治痛
白芷	口诀：白芷发疯敲桶：世代种农
藁本	口诀：稿本发表：山区→省市直通
辛夷 苍耳子	口诀：辛姨藏儿子避风寒，儿子时痛痒
西河柳	口诀：疯厨师投西河

第二节 辛凉解表药

薄荷	口诀：风热→咽里头真干→伯喝
牛蒡子	口诀：牛蒡叔热，肺炎，接诊消疗
蝉蜕	口诀：蝉蜕树缝，西风致痉，针样目，蜕医
菊花 桑叶	口诀：屏幕散热，花枯，叶两枝非燥
葛根	口诀：葛根击退金，朕升职，谢
柴胡	口诀：柴火姐忒热，生气，疏肝解郁
升麻	口诀：升嘛？表针六升阳
蔓荆子	口诀：疯子捅树缝里头蔓荆子
淡豆豉	口诀：蛋都吃→表烦
木贼	口诀：贼树缝目一只鞋

🖊 第二章 清热药

第一节 清热泻火药

石膏	口诀：史高青伙烦课，失恋创纪，止学
知母	口诀：知母引灶热蟹
天花粉	口诀：花粉小派，轻声，非噪
栀子	口诀：侄子两届总统，歇厨房，清理尿
夏枯草	口诀：清明节种夏枯草

竹叶 淡竹叶	口诀：竹子清除烦鸟，竹有劲，淡竹无劲
芦根	口诀：芦跟鸟亲近，烦鸥
决明子	口诀：决明→请肝明目；子→润肠通便
密蒙花	口诀：母、姨热养密蒙花
谷精草	口诀：树缝目一谷精草
青葙子	口诀：母、姨干活清箱子

第二节　清热燥湿药

黄芩 黄连 黄柏	┌黄芩（女儿）只学安胎 口诀：清早时伙睹├黄连（儿子） └黄伯（老爹）忒虚弱
龙胆	口诀：龙胆请示肝胆
苦参	口诀：苦婶请师杀只鸟

第三节　清热凉血药

生地黄	口诀：生地常阴，进屋
玄参	口诀：玄常无解，结引感
牡丹皮	口诀：牡丹五活鱼虚弱
赤芍	口诀：赤勺鸟鱼痛，请赶火
紫草	口诀：字草独诊两活蟹
水牛角	口诀：五鲸、蟹姐，水饺

第四节 清热解毒药

金银花 连翘	口诀：叔惹哭金银花，脸俏小姐→鸟
蒲公英	口诀：蒲公英小姐哭十通→乳痈
大青叶 青黛	口诀：大爷青黛六两办夜宴，惊呆
板蓝根	口诀：板蓝根凉咽热毒
牛黄	口诀：黄牛轻度吸脂瘫桥
鱼腥草	口诀：鱼腥、鸟哭，小佣弄
射干	口诀：射瘫燕，三姐总哭
白头翁	口诀：白头翁清洁两只梨
败酱草	口诀：败将欲痛哭→小排
重楼	口诀：重楼总统，清洁干净
白鲜皮	口诀：白线去缝十六只羊
穿心莲	口诀：心莲肇事哭
半边莲	口诀：半边莲留水中
土茯苓	口诀：屠夫戒赌，李师理解
山豆根	口诀：山斗根，情节严重
马齿苋	口诀：马见两只蟹留林
大血藤	口诀：逢大雪清洁，雪至桶
白花蛇舌草	口诀：白花蛇六时宵用
野菊花	口诀：酷暑风干野菊花

地锦草	口诀：地锦草获枝枯黄
紫花地丁	口诀：紫花地两蟹：笑、哭
金荞麦	口诀：金桥卖流脓鱼
鸦胆子	口诀：鸦胆子六只狸蹑食肉、食虫
垂盆草	口诀：垂盆草枯黄
秦皮	口诀：秦皮请姐、请母找纸袋
马勃	口诀：马伯之学非读研
木蝴蝶	口诀：蝴蝶请燕树干喝威
半枝莲	口诀：半枝莲留水中，三鱼致谢

第五节　清虚热药

青蒿	口诀：暑忒热，青蒿捏凉鞋
地骨皮	口诀：肥将忒虚，两斤骨皮
白薇	口诀：白薇独闯武林，忒虚弱
胡黄连	口诀：若读情诗需感
银柴胡	口诀：银狐虚弱，感热

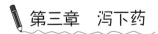

第三章　泻下药

第一节　攻下药

大黄	口诀：大黄虾攻击活鱼肚，致血，惹祸

芒硝	口诀：芒硝写：下回如见亲热
芦荟	口诀：芦荟谢虾赶虫
番泻叶	口诀：范爷：小鸡威胁弱童，扁

第二节 润下药

| 火麻仁
郁李仁 | 口诀：仁→通便；李→利（谐音） |

第三节 峻下逐水药

甘遂 京大戟 红大戟	口诀：随记总结，谢主任
巴豆	口诀：巴豆歇峡冷，毯掩，煮水、食腐
牵牛子	口诀：牵牛子下水去击虫
芫花	口诀：芫花它渴，虫撩水助饮
千金子	口诀：千金，破鞋、小鞋主人

🖊 第四章 祛风湿药

独活	口诀：独活娶冯氏，志同皆镖
威灵仙	口诀：净螺、骨鲠、小坛水，去食味鲜
防己	口诀：防止起风时纸筒水中
秦艽	口诀：秦叫始皇，取湿巾清虚热

徐长卿	口诀：徐长卿治羊，缝指头，解蛇毒，活了
木瓜	口诀：师种木瓜熟了，生津开胃
桑寄生	口诀：桑姬感身胎，去食筋骨
香加皮 五加皮	口诀：相加：风食＝筋＋骨＋水 　　　五加：风食＝筋＋骨＋水＋肝＋肾
乌梢蛇 蕲蛇	口诀：两蛇，取铜锣，定惊致痉
豨莶草	口诀：豨莶丫十六了
络石藤	口诀：落石两血肿，疼疯了
桑枝	口诀：桑枝，去风落水
海风藤 青风藤	口诀：风：祛风湿，藤：通络 　　　海→有氵（有水）→用桶（痛）装 　　　青→无氵（无水）→利小便了，所以无水
川乌	口诀：川屋冯氏、三孩童
雷公藤	口诀：总统重读，学了厨师
千年健	口诀：千年古诗
臭梧桐	口诀：去峰时经臭梧桐见鸦
丝瓜络	口诀：蜂落花坛睹四瓜
伸筋草	口诀：伸筋草风时舒筋络，血肿
鹿衔草	口诀：鹿衔草掉井致血飞，磕筋骨去世
路路通	口诀：路水，羊竟吓疯了
穿山龙	口诀：传山龙起风时活了，化坦克

第五章 芳香化湿药

苍术	口诀：明早使剑劈苍猪，发函去食
厚朴	口诀：厚婆行乞→平川找食→小鸡
佩兰 广藿香	口诀：佩兰是叔，广藿香是偶表叔
砂仁	口诀：杀人案，太师去中止邪
白豆蔻	口诀：白豆花时气味致呕
草豆蔻	口诀：草寇遭刑，问众只殴
草果	口诀：草果出坛皆捏，找时种

第六章 利水渗湿药

茯苓	口诀：夫令水师见岸胜
薏苡仁	口诀：怡人牌皮鞋避水湿
猪苓 泽泻	口诀：猪苓水湿，泽泻泄热
车前子	口诀：目车子飞滩，水淋湿鞋
滑石	口诀：画师解暑热，淋湿了床
木通	口诀：木桶井下水，淋泄热
金钱草	口诀：姐种金钱草黄，水淋
茵陈	口诀：因沉谎轻惹李氏
萆薢	口诀：奉食十桌必谢

石韦	口诀：石伟请客→两只鸟
海金沙	口诀：海金沙尿桶、纸桶
瞿麦	口诀：拎破桶竟去卖
通草	口诀：通草同七虾入水亲热
萹蓄	口诀：林杀羊
地肤子	口诀：弟子去养鸟
灯心草	口诀：灯心草令心烦
冬葵子	口诀：冬葵子侠如尝茈临
广金钱草	口诀：光金钱清除十黄鹂鸟
连钱草	口诀：李氏淋雨种六连钱草

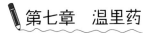

第七章　温里药

附子	口诀：父子：住阳不活，回阳救你，扇喊痛
干姜	口诀：干将温饮温中，回阳
肉桂	口诀：捕活羊三只，统统卖银元
吴茱萸	口诀：乌鱼：树干下七十只蟹，三只痛
花椒	口诀：花轿啥样？问众知？
丁香	口诀：蚊钟你，吻身痒
小茴香	口诀：妻喂三童茴香
高良姜	口诀：问偶，三桶高粱
荜茇	口诀：问众：散寒气止痛

🖊 第八章 理气药

陈皮	口诀：陈皮力气挑种，造花坛
枳实	口诀：掷石破七小坛，出啤
木香	口诀：木箱七桶，见食
香附	口诀：精通数理
沉香	口诀：沉香婶拿起七桶，重哦
川楝子	口诀：练字七童选虫
薤白	口诀：鞋白，杨三姐 7 刀
化橘红	口诀：话剧：李七款众，澡堂消失
青皮	口诀：输干婆气，消极话至
乌药	口诀：勿要纹身汉，岂止痛
佛手 香橼	口诀：佛手和香橼，数七盒种花坛
荔枝核	口诀：荔枝七姐、孩童
甘松	口诀：干松七洞：鱼、啤
橘红	口诀：橘红十坛，发三去款众
枳壳	口诀：枳壳，其宽重纸张
柿蒂	口诀：将饿→柿子
青木香	口诀：青木香行乞稚童，姐肚笑肿
玫瑰花	口诀：玫瑰骑鱼，河蟹止通
梅花	口诀：梅花赶雨种花坛

第九章 消食药

山楂	口诀：山渣食鸡、活鱼
麦芽	口诀：卖芽叔赶回，嬬消失河中
莱菔子	口诀：来父子讲奇谈：消失帐
鸡内金	口诀：鸡内金，运小时，化坚石，故质疑
神曲	口诀：神曲小薇
稻芽	口诀：剑劈开小食盒→稻芽

第十章 驱虫药

使君子	口诀：君子傻笑
苦楝皮	口诀：苦练啥了
槟榔	口诀：病狼睡醒虐杀小鸡
贯众	口诀：观众虫流血
雷丸	口诀：雷，杀虫小鸡
鹤草芽 南瓜子	口诀：鹤牙瓜子，虫
榧子	口诀：匪子从小便认匪直磕

第十一章 止血药

大蓟 小蓟	口诀：大鸡、小鸡、两只鱼，宵用

地榆	口诀：地榆两枝堵窗
白茅根	口诀：白猫跟两只鸟亲近
侧柏叶	口诀：侧柏叶它可可两治：生、乌发
白及	口诀：百记重击，脸血
仙鹤草	口诀：仙鹤蓄力，手指肚捏虫
三七	口诀：37雨鞋活动
茜草	口诀：茜草两鱼捅鲸致血
蒲黄	口诀：蒲黄练字写鱼、鸟
艾叶	口诀：寒致痛，艾叶温经治
槐花	口诀：感谢两只蟹
苎麻根	口诀：猪、马跟两只鸟赌青苔
血余炭 棕榈炭	口诀：炭：收敛止血。血余～～余尿
紫珠叶	口诀：紫珠手两指瘀毒肿
藕节	口诀：偶姐恋雪
景天三七	口诀：景天37花鞋借宁婶
鸡冠花	口诀：机关收三职（三止）带学历，两学
炮姜	口诀：炮将蚊子痛，蚊子血

第十二章　活血祛瘀药

川芎	口诀：川兄获刑，娶疯子
延胡索	口诀：沿湖索获通行

郁金	口诀：遇金→获桶→但退→心凉→其郁
莪术 三棱	口诀：鹅住三棱，跛行，其小鸡志同
丹参	口诀：单身遇凉经痛，心烦
虎杖	口诀：花渴枯黄，虎杖写下，获雨
益母草	口诀：一亩草枯，获雨立笑
桃仁	口诀：逃人活鱼变只船
红花	口诀：红花伙同鲸鱼止通
乳香 没药	口诀：如想没药众生几活？只痛
牛膝	口诀：牛膝不敢伸，获鲸尿饮下，强劲
水蛭 土鳖虫	口诀：水土两虫破诸鱼，土伤筋骨，水在捅鲸
西红花	口诀：西→西域有神；红→红色活鱼；花→花给两姐
姜黄	口诀：姜黄破鞋去通，竟止通
鸡血藤	口诀：鸡血疼，跳井致痛，活血、补血竟活了
川牛膝	口诀：川牛理解诸鱼精引虾行，离尿桶
苏木	口诀：树木获雨笑至痛
五灵脂	口诀：胡同遇只鞋，蛇、虫、老鼠屎
血竭	口诀：学姐胡同只鞋，绳系床
刘寄奴	口诀：刘→喊痛；寄→小鸡；奴→破颈
北刘寄奴	口诀：北→京痛；刘→凉致；寄→活鱼；奴→请食
王不留行	口诀：王不留下汝，终获桶，竟尿桶

月季花	口诀：活调，赶郁，月季花
干漆	口诀：干漆泼鞋去淤沙
自然铜	口诀：自然铜善于治骨伤
穿山甲	口诀：穿山甲和蟹争小排，惊吓孺

 # 第十三章　化痰止咳平喘药

第一节　化痰药

半夏	口诀：扮侠你殴小痞，三十瘫
天南星	口诀：南星找他取经解众
芥子	口诀：芥子七姐问妃：去捅蒌子？捅
桔梗	口诀：桔梗咽能选肺祛痰
旋覆花	口诀：七欧，小坛水
瓜蒌	口诀：瓜蒌总结：肥皂滑肠利器
川贝母	口诀：川母认可三佣清花坛
浙贝母	口诀：浙贝母：三中→清华
竹茹	口诀：竹茹太烦藕，倾花
竹沥	口诀：助理热滑
前胡	口诀：前湖将去探山峰
白附子	口诀：去京读结识他→白附子
白前	口诀：白前讲七堂课

昆布 海藻	口诀：小探员见利笑，可不害臊
天竺黄	口诀：天竺热谈心经
黄药子	口诀：两枝花谈远见，皆哭
瓦楞子	口诀：楞子：小痰盂、制酸桶，软坚
海蛤壳	口诀：海哥鸟：青花坛、制酸桶，软坚
海浮石	口诀：海浮石请花谈通林见解
礞石	口诀：礞石小坛下七瓶干净

第二节　止咳平喘药

苦杏仁	口诀：苦杏将去客船厂
百部	口诀：百步刃可杀虫灭虱
紫苏子	口诀：苏子讲话常咳喘
桑白皮 葶苈子	口诀：上皮艇水中，鞋飞平川
款冬花 紫菀	口诀：款冬花紫碗飞下去磕花坛
枇杷叶	口诀：琵琶、青稞奖你、偶
马兜铃	口诀：马督领肺痰，咳喘经常治
白果	口诀：白果纸袋缩鸟，练飞喘
胖大海	口诀：胖大海选，其清唱通便
洋金花	口诀：洋花瓶子磕姐颈，定痛

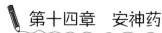

第十四章 安神药

第一节 重镇安神药

朱砂	口诀：猪杀镇心，俺婶哭
磁石	口诀：磁石从命拿起瓶，潜洋诊鲸身
龙骨	口诀：龙骨收敛，真身潜洋，失联
琥珀	口诀：琥珀活三鸟，俺定惊
珍珠	口诀：珍珠富区安身，竟独床、木椅

第二节 养心安神药

酸枣仁	口诀：杨婶连喊酸枣
远志	口诀：安逸致臃肿，去谈→开窍→远志
合欢皮	口诀：合欢姐遇俺婶，获些小种
柏子仁	口诀：白字常让信深，直汗
夜交藤	口诀：夜养心神；脚疼疯了

第十五章 平肝息风药

第一节 平抑肝阳药

石决明	口诀：石→潜洋；决明→请肝明目

牡蛎	口诀：潜洋牡蛎，软？坚？竟按手骨酸痛
赭石	口诀：赭石中奖→牵羊两只
蒺藜	口诀：评书：赶三只羊去墓
珍珠母	口诀：潜洋时脸撞，俺定睛珍珠母，清母
罗布麻叶	口诀：罗马夜感热，压水

第二节　息风止痉药

羚羊角	口诀：洋教倾慕评戏靓姐
钩藤	口诀：请凭干系购藤
天麻	口诀：一羊娶了媳妇→天马
全蝎 蜈蚣	口诀：全蝎、蜈蚣同骡子喜风景，共度三节
地龙	口诀：地龙若喜凤，鸟传了
僵蚕	口诀：媳妇竟将蚕封桶、坛三节

第十六章　开窍药

麝香	口诀：设想获桶晶，瞧醒神，笑致痛
冰片	口诀：冰→清热→桶→开敲→醒婶
石菖蒲	口诀：食谱瞧参是何味
苏合香	口诀：苏合香，敲会痛
安息香	口诀：峭壁行七蟹同安息

第十七章 补虚药

第一节 补气药

人参	口诀：人不愿升职，渴安逸，易废
党参	口诀：党参重七斤，样靴
西洋参	口诀：西洋参，清热津，补气阴
黄芪	口诀：升阳不起，一味睡，肚饥
白术	口诀：七剑劈白猪，抬早市里，直汗
山药	口诀：山腰一起饮啤，肥身古井
刺五加	口诀：七剑刺五，一神药让俺活了
甘草	口诀：患疾致易泣，不喝药，独痰咳
太子参	口诀：太子七斤
白扁豆	口诀：批示小鼠解肚白扁豆
大枣	口诀：大早不种，其仰歇安神，何药行
红景天	口诀：红、景天遗弃活蟹，同卖串
绞股蓝	口诀：一舰搅乱六坦克
蜂蜜	口诀：蜜蜂中毒便晕，飞止
饴糖	口诀：患童脾气，一糖认可

第二节 补阳药

鹿茸	口诀：鹿易惊冲闯，故慎养

肉苁蓉 锁阳	口诀：肉苁蓉锁阳，肾阳精血肠
巴戟天 仙茅 淫羊藿	口诀：八仙人捕神羊，去食强筋骨
杜仲	口诀：肚中胎，不敢伸筋骨
续断	口诀：徐断，补身血脉、筋骨
补骨脂	口诀：不顾止，沈阳皮鞋拿起穿，故锁
益智仁	口诀：一只暖身孤鸟闻皮鞋，唾
蛤蚧	口诀：哥姐沈阳不飞，已经订船
菟丝子	口诀：古井缩阳、阴兔子，母携胎，生金
骨碎补	口诀：活动不慎伤，骨碎
冬虫夏草	口诀：冬虫身飞；夏草植花坛
核桃仁	口诀：核桃闻非常补身
紫河车	口诀：一起学自行车，稳身不惊
沙苑子	口诀：沙子扬目，甚惊
狗脊	口诀：狗急疯似咬，赶婶
海马	口诀：海马身猪样？学姐笑痛

第三节　补血药

当归	口诀：当龟跳井致痛，便捕获
熟地黄	口诀：熟弟补血饮鲸髓

何首乌	口诀：姐姐已经变首乌
白芍	口诀：一羊脸汗，羊竟肉痛
阿胶	口诀：阿娇不知学，因躁
龙眼肉	口诀：龙眼肉？不信劈，仪器削，俺信

第四节　补阴药

南沙参	口诀：南沙肥羊因瘫遗弃
北沙参	口诀：杨妃围巾被杀
麦冬	口诀：因肥一斤便心烦
石斛	口诀：石壶卫生，自热，母要
黄精 玉竹	口诀：黄精、玉竹因肥，黄精脾气；玉竹禁胃
枸杞子	口诀：狗子不干甚，目人吇
女贞子	口诀：女子明目乌发，身感虚弱
龟甲	口诀：龟甲：自认谦让易胜，故仰歇不醒，凉之
鳖甲	口诀：阴、阳、软、坚、出征
天冬	口诀：天冬变肥皂银奖
百合	口诀：百合养肥，请俺婶
墨旱莲	口诀：墨旱莲两枝隐身
桑椹	口诀：桑婶经常资学
哈蟆油	口诀：蛤蟆深井，样肥
楮实子	口诀：储石子，因婶赶鸣鸟

第十八章　收涩药

五味子	口诀：五子练鼓，一起进步婶宁心
乌梅	口诀：乌梅 sir 常津飞安徽制鞋
椿皮	口诀：请师只学逮长虫
赤石脂	口诀：赤石常携带只蟹外食，创记
莲子	口诀：衣裳、古镜、皮鞋纸袋，心安
山茱萸	口诀：感身瘦骨山煮鱼
桑螵蛸	口诀：煮羊，惊鸟
海螵蛸	口诀：海啸惊呆，手脸撞、手脸血，致酸痛
诃子	口诀：sir 常和子演练下棋
肉豆蔻	口诀：肉豆肠子闻腥气
芡实	口诀：前世一深古井捕痞去世
覆盆子	口诀：一神经鸟仰慕盆子
浮小麦	口诀：浮小卖仪器：除热、制寒
金樱子	口诀：金鹰惊鸟，肠子泻，绷带
五倍子	口诀：五被子场景：肺火、脸汗直泄湿了床
麻黄根	口诀：麻黄跟恋至韩
糯稻根	口诀：糯稻围巾直汗，忒热
罂粟壳	口诀：婴：肺同肠
石榴皮	口诀：石榴 sir 常治蟹，杀虫

第十九章 涌吐药

常山	口诀：常山有吐痰人？皆捏
瓜蒂	口诀：瓜弟内吐痰，速食，外比吟诗
藜芦	口诀：李露用土封坛杀虫了

第二十章 杀虫燥湿止痒药

雄黄	口诀：雄黄毒虫，捏订金十坛
硫黄	口诀：硫黄外堵杀羊，内补火煮羊鞭
轻粉	口诀：轻粉外用沙攻窗，内他消极逐水桶
白矾	口诀：白饭＋外毒杀十只羊＋内热小坛子血蟹
蛇床子	口诀：蛇床杀只羊，找师去缝，问婶装羊
露蜂房	口诀：蜂房驱蜂致痛，公傻
铅丹	口诀：铅丹外连撞击八只羊，内坠井公捏
土荆皮	口诀：涂静选宠羊

第二十一章 拔毒消肿敛疮药

斑蝥	口诀：班毛三姐蒸破鱼，共食
蟾酥	口诀：蟾翘身肚肿痛
马钱子	口诀：马子皆小骡子

升药	口诀：升→拔→去腐
炉甘石	口诀：卢干事：牧医收拾鸡
儿茶	口诀：儿茶清华生，机智，收拾床，活动
砒石	口诀：砒石师傅蹑劫船
硼砂	口诀：篷沙清洁，清花坛
大蒜	口诀：姐种沙里
猫爪草	口诀：猫爪毒重，划瘫三姐
毛莨	口诀：发炮筒供杀虫

中成药

（据执业药师资格考试教材选取）

第一章 内科常用中成药

第一节 解表剂

桂枝合剂	口诀：桂枝解饥，调和营卫
表实感冒颗粒	口诀：表实→发汗解表；感冒→祛风散寒
感冒清热颗粒	口诀：感冒→疏风散寒；清热→解表，清热
正柴胡饮颗粒	口诀：整柴火→散寒→热痛
银翘解毒丸	口诀：银撬，叔疯，姐哭
桑菊感冒片	口诀：桑菊宣咳，风热感冒
双黄连合剂	口诀：六叔、凤姐表双簧
羚羊感冒胶囊	口诀：羚羊感冒，热表
连花清瘟胶囊	口诀：清瘟，清瘟毒；连花清瘟可治新冠，新冠有肺热，即可选肺泄热
九味羌活丸	口诀：九位，凤姐喊厨师
荆防颗粒	口诀：荆防彪悍，风湿
午时茶颗粒	口诀：逢姐时喝盅午时茶
藿香正气水	口诀：藿香整汽水，姐表示其喝盅

保济丸	口诀：饱即表示喝
参苏丸	口诀：神速叔喊一起飘坦克

第二节 祛暑剂

六一散	口诀：六一舒适
甘露消毒丸	口诀：甘露小，芳华十六
紫金锭散	口诀：紫金殿避瘟毒，消众之痛
六合定中丸	口诀：六盒订中？去厨师核实
十滴水	口诀：见卫去数十滴水
清暑益气丸	口诀：清暑祛暑湿；益气补气津

第三节 表里双解剂

葛根芩连丸	口诀：哥跟芩连玩六十只鞋，借机偷表
双清口服液	口诀：双清一清透表邪；二清热解毒
防风通圣丸	口诀：表同里清毒，方通胜

第四节 泻下剂

通便宁片	口诀：通便→泻下通便；宽中其宁
当归龙荟丸	口诀：当归龙荟火边玩
九制大黄丸	口诀：九只大黄吓到侄
麻仁胶囊	口诀：麻仁通便
增液口服液	口诀：引津→增液→润燥

通便灵胶囊	口诀：通便灵→泻热，导致通便
苁蓉通便口服液	口诀：从容→自认不甚；通便→润肠通便
舟车丸	口诀：舟车行起注水
尿毒清颗粒	口诀：尿→通降浊；毒→获愈；清（请）→健食

第五节　清热剂

龙胆泻肝丸	口诀：龙胆携肝玩，肝胆食热
黄连上清丸	口诀：黄恋上清，三封情，写指痛
一清颗粒	口诀：一清惹祸，毒鱼两只
黛蛤散	口诀：代哥赶飞，见你烦
牛黄上清丸	口诀：牛，皇上请卸货，封职
清胃黄连丸	口诀：清胃→清胃；黄连→泻火解毒
牛黄解毒丸	口诀：牛黄解毒，清热解毒
牛黄至宝丸	口诀：牛皇至宝，卸货便哭
新雪颗粒	口诀：新雪，清洁
芩连片	口诀：芩连骗，哭肿痛
导赤丸	口诀：导二便→利尿通便；赤如火→清热泻火
板蓝根颗粒	口诀：板蓝根凉咽热毒
清热解毒口服液	功效：清热解毒
抗癌平丸	口诀：善于止痛苦
西黄丸	口诀：热毒肿结西黄丸

第六节 温里剂

理中丸	口诀：理中→温中→散寒→健胃
小建中合剂	口诀：小建稳重，不急通
良附丸	口诀：良夫文委，力气
香砂养胃颗粒	口诀：想啥养胃？温和胃
附子理中丸	口诀：父子理中玩，闻众捡啤
香砂平胃丸	口诀：香砂瓶里气，使胃痛
四逆汤	口诀：四逆躺，温祛寒会救你

第七节 祛痰剂

二陈丸	口诀：李七和卫找他→二陈
橘贝半夏颗粒	口诀：橘贝、半夏坦克中下棋
礞石滚痰丸	口诀：礞石滚，诸痰将火
清气化痰丸	口诀：清气化痰，气换肺
复方鲜竹沥液	口诀：付芳请她客鲜竹沥液
半夏天麻丸	口诀：半夏、天麻见师叹息
消瘿丸	口诀：三姐小婴

第八节 止咳平喘剂

通宣理肺丸	口诀：通宣理肺丸，宣咳解表寒
杏苏止咳颗粒	口诀：杏速止咳，选肺喊止咳痰

清肺抑火丸	口诀：清肺抑火丸便清肺止咳痰
橘红丸 蛇胆川贝散	口诀：橘红蛇肥，可瘫
急支糖浆 强力枇杷露 蜜炼川贝枇杷膏	口诀：若痰→肺咳，急→喧，强→练，蜜→润
川贝止咳露	口诀：川贝止客，叟去谈
养阴清肺膏	口诀：养阴→养阴润燥；清肺→清肺里烟
二母宁嗽丸	口诀：二母宁嫂玩肥皂、坛子
小青龙胶囊	口诀：小青姐花银制客船
桂龙咳喘宁胶囊	口诀：桂龙咳喘，有咳有喘，化痰止咳，降气平喘
止嗽定喘口服液	口诀：新娘选鞋，芝嫂请穿
降气定喘丸	口诀：降气定喘丸它可降气定喘
蠲哮片	口诀：哮肥佣涤痰盂气喘
人参保肺丸	口诀：人身保肥丸易肥，so 喘
苏子降气丸	口诀：苏子降旗花坛，问婶拿旗
七味都气丸	口诀：七位都气，sir 意不生那气
固本咳喘片	口诀：姑奔客船→七姑见皮婶
蛤蚧定喘丸	口诀：哥姐订船，自费，客船

第九节　开窍剂

安宫牛黄丸	口诀：安公牛，静悄溜

紫雪散	口诀：紫雪至井，申请瞧
局方至宝散	口诀：局方至宝？请解开，瞧镇静
万氏牛黄清心丸	口诀：万氏牛黄倾心，情节惊婶
清开灵口服液	口诀：清→清热解毒；灵→真神
苏合香丸	口诀：苏和香玩，苏棋童，香开瞧

第十节　固涩剂

玉屏风胶囊	口诀：一古汉玉屏风
缩泉丸	口诀：缩泉不慎缩尿
金锁固精丸	口诀：金锁固精，固肾涩精
四神丸	口诀：四神玩藏鞋，瘟神散
固本益肠片	口诀：固本：脾肾，健脾温肾；益肠：止泻，涩肠止泻

第十一节　补虚剂

四君子丸	口诀：四君子玩一剑
补中益气丸	口诀：补中气→可升举
参苓白术散	口诀：深林白猪啤喂易肥
六君子丸	口诀：六君子不脾气，实话
香砂六君丸（片）	口诀：四君子喝威想六君
启脾丸	口诀：欺脾，见脾和胃
薯蓣丸	口诀：叔欲调理脾胃，一起合影
桂附地黄丸	口诀：贵妇纹身阳

右归丸	口诀：又归晚，沈阳、天津之一
五子衍宗丸	口诀：五子？婶一惊
济生肾气丸	口诀：济生→几升→水；肾气→温肾化气
青娥丸	口诀：青娥丸→婶抢药
当归补血口服液	口诀：当归不学，不让妻学
四物合剂	口诀：四物合寄，不屑挑晶
六味地黄丸	口诀：六位帝皇玩隐身
知柏地黄丸	口诀：知伯引火
杞菊地黄丸	口诀：杞菊地荒，婶养柑
麦味地黄丸	口诀：麦地荒，婶扬肥
左归丸	口诀：昨归晚，自身因
大补阴丸	口诀：补阴→降火
河车大造丸	口诀：河车打造完引擎热，不慎废
玉泉丸	口诀：玉泉请饮尽，止渴
八珍颗粒 十全大补丸 人参养荣丸	口诀：八珍补气血，食全养融闻补气血
人参归脾丸	口诀：人生归痞完→遗弃学→渐拧心
健脾生血颗粒	口诀：见脾生蟹，脾和胃让蟹安身
生脉饮	口诀：生脉→引进仪器复脉
人参固本丸	口诀：人参→引气；固本→固本培元
消渴丸	口诀：婶饮七斤→消渴

参芪降糖胶囊	口诀：其因健身神奇降糖
养胃舒胶囊	口诀：其因见啤喝胃，星期倒着，养胃舒
龟鹿二仙膏	口诀：龟鹿二仙文神，敬其学
七宝美髯丸	口诀：七宝美髯干甚

第十二节　安神剂

天王补心丸	口诀：天王不信俺，因样邪
柏子养心丸	口诀：白字→弃学；养心→安神
养血安神丸	口诀：滋阴能养血，宁心可安神
枣仁安神液	口诀：早安杨婶
解郁安神颗粒	口诀：姐郁→疏肝解郁，俺婶定治
朱砂安神丸	口诀：猪杀案震惊俺婶，庆幸养蟹

第十三节　和解剂

小柴胡颗粒	口诀：小柴火＝树干和苇→表散热
逍遥颗粒	口诀：逍遥：干啤，仰歇，调静
加味逍遥丸	口诀：加位逍遥：干啤，仰歇，请

第十四节　理气剂

四逆散	口诀：思逆偷姐鱼，叔赶痞
左金丸	口诀：左金和卫树干卸货，枝痛
柴胡舒肝丸	口诀：柴胡树干玩，树干气，嚣张枝痛

气滞胃痛颗粒	口诀：气滞→疏理气→疏肝理气；胃痛→胃止痛→和胃止痛
胃苏颗粒	口诀：胃疏气胀→胃止痛
木香顺气丸	口诀：木香顺气，行气时见脾和胃
越鞠丸	口诀：越剧：李七借鱼款众，厨忙

第十五节　活血剂

复方丹参片	口诀：付芳单身李七同学，画鱼
丹七片	口诀：担起鱼桶卖桶
血塞通颗粒	口诀：血塞，通了获愈
消栓通络胶囊	口诀：小栓同罗叫嚷：鳕鱼吻鲸了
逐瘀通脉胶囊	口诀：逐瘀→煮鱼→婆学煮鱼；通脉→通经络
血府逐瘀口服液 速效救心丸 心可舒胶囊	口诀：气→痛，血府逐瘀速效救心，心可舒，获愈
元胡止痛片 九气拈痛丸	口诀：袁胡子久拈，力气，活动
冠心苏合滴丸	口诀：离奇胸痛→冠心病
麝香保心丸	口诀：麝香→芳香味；保心→宜强心
消栓胶囊	口诀：消栓→气和血通了
通心络胶囊 诺迪康胶囊	口诀：通心诺康，气和血通止痛
稳心颗粒	口诀：仪器氧稳心，获愈

参松养心胶囊	口诀：参松养心易养心，婶活了
益心舒胶囊	口诀：益心叔引进活鱼，妻卖
人参再造丸	口诀：人造七蟹活了，封坛
华佗再造丸	口诀：七枝花瘫了，获愈→华佗
抗栓再造丸	口诀：细缝震惊，活血化瘀抗栓，疏通了

第十六节　止血剂

槐角丸	口诀：清场树缝两只槐角
三七片	口诀：小童三只鞋，三七
止血定痛片	口诀：止血定痛善于止血止痛

第十七节　消导剂

保和丸	口诀：食、喝→胃→导致饱和
枳实导滞丸	口诀：枳实→治湿→清利湿热；导滞→消积导滞
六味安消散	口诀：六位安消和危比，消到火止
开胃健脾丸	口诀：开胃见脾，见脾合胃

第十八节　治风剂

川芎茶调散	口诀：川兄茶封桶
芎菊上清丸	口诀：凶菊若飙，封桶
正天丸	口诀：整天玩，捅了捅树缝活蟹，养瓶
天麻钩藤颗粒	口诀：天麻沟请俺评戏

脑立清丸	口诀：潜洋醒神，脑立清
松龄血脉康胶囊	口诀：松龄钱，镇心安身

第十九节　祛湿剂

肾炎四味片	口诀：肾炎青鸟不起，渐疲
肾炎康复片	口诀：见疲补身，解羽毒，仪器氧，肾炎康复
八正合剂	口诀：爸正合计清尿桶
癃闭舒胶囊	口诀：聋叔亲邻，依婶活
癃清片	口诀：清洁，隆请两学临
三金片	口诀：三金、六饰，琳一身
排石颗粒	口诀：清水淋石排石
茵栀黄口服液	口诀：茵栀黄，六时黄
茵陈五苓丸	口诀：陈五情诗小编
消炎利胆片	口诀：消炎利胆，祛湿热
香连丸	口诀：香连惹事，妻子痛
香连化滞丸	口诀：香连请师学化痣
五苓散	口诀：五零三羊，七十睡
萆薢分清丸	口诀：必谢是绅士；分清可化浊

第二十节　蠲痹剂

小活络丸	口诀：小伙锣去喊瘫厨师活动

木瓜丸	口诀：木瓜取三，厨师同了
风湿骨痛丸	口诀：风湿骨痛痛了痛，闻经寒
四妙丸	口诀：四秒清理室
痛风定胶囊	口诀：痛风若食蟹了定痛
颈复康颗粒	口诀：善通血络→颈复康
独活寄生合剂	口诀：独活疯厨师养些鼠，感瘆
天麻丸	口诀：天马同骡子分食肝肾
仙灵骨葆胶囊	口诀：仙灵古堡不敢生活了，装故
尪痹颗粒	口诀：王痹风湿了，不敢伸筋骨
壮腰健肾丸	口诀：壮腰健身玩疯了

🖊 第二章　外科常用中成药

第一节　治疮疡剂

连翘败毒丸 牛黄醒消丸 如意金黄散	口诀：总统招聘清洁工，脸俏败，牛黄行获取，如意禁
生肌玉红膏 紫草膏	口诀：生肌→肚腹肌，字草之痛
拔毒生肌散	功效：拔毒生肌
当归苦参丸	口诀：活鱼早逝惹当归哭

第二节 治烧伤剂

京万红软膏	口诀：京万红学姐读中，同父生计

第三节 治瘰核乳癖剂

内消瘰疬丸	口诀：内消瘰疬、软坚结，化它
小金丸	口诀：小金接种，话语止痛
阳和解凝膏	口诀：阳和姐凝糕，小姐问阳花十
乳癖消胶囊	口诀：乳→清洁；癖（批）→学校用；消（校）→园见

第四节 治痔肿剂

地榆槐角丸	口诀：弟与槐角鞋热燥，叔缝凉鞋
马应龙麝香痔疮膏	口诀：马应龙摄像清早学校中伏击

第五节 治疹痒剂

消风止痒颗粒	口诀：消风止痒，清除风痒
消银颗粒	口诀：小人无养，夫去养

✏ 第三章 妇科常用中成药

第一节 调经剂

大黄䗪虫丸	口诀：大黄䗪虫同鲸正胁迫鱼

益母草颗粒	口诀：一母获晶
妇科十味片	口诀：妇十位杨树干，挑净枝
七制香附丸	口诀：七只想富，叔感七养条鲸
安坤颗粒	口诀：因热，羊跳井
八珍益母丸	口诀：八珍：益气养血；益母：活血调经
乌鸡白凤丸	口诀：乌鸡白凤不去学，跳进纸袋
女金丸	口诀：李七获蟹，女金志同，一起养蟹
少腹逐瘀丸	口诀：少妇煮鱼三只，文火
艾附暖宫丸	口诀：艾赴暖宫，经理其样邪
固经丸	口诀：古井待，自饮清热
宫血宁胶囊	口诀：两只鱼同情厨师供学
更年安片	口诀：因热、烦，俺婶更年
坤宝丸	口诀：坤宝不干甚，仰歇安神

第二节　止带剂

千金止带丸	口诀：千金纸袋，挑晶纸袋，见痞不声
白带丸	口诀：白带请师带
妇科千金片	口诀：妇科千金请厨师一起划鱼
妇炎平胶囊	口诀：妇言瓶六十袋虫子
花红颗粒	口诀：庆节，与同事戴红花
消糜栓	口诀：消灭：去伏击，六时杀虫
保妇康栓	口诀：其婆欲生童，保妇康

第三节　产后康复剂

生化丸	口诀：生化完，养育
产复康颗粒	口诀：产妇欲生，补气血
下乳涌泉散	口诀：下乳→通乳；涌泉→叔赶羊歇
通乳颗粒	口诀：通乳通乳，气血通了下乳

第四节　疗杂病剂

桂枝茯苓丸	口诀：桂枝富了蒸活鱼

 # 第四章　儿科常用中成药

第一节　解表剂

小儿热速清口服液	口诀：热速→火焰；清→清热解毒
儿感清口服液	口诀：儿感→小儿感冒→解表热；选肺化痰
解肌宁嗽丸	口诀：解肌→解表；宁嗽→选肺，止咳化痰

第二节　清热剂

小儿咽扁颗粒	口诀：小儿咽扁，若咽肚子痛
小儿化毒散	口诀：小儿花毒，若解读，惑众

第三节　止泻剂

小儿泻速停颗粒	口诀：小儿泻，见泻请李师急治童
止泻灵颗粒	口诀：止泻灵→健脾其实止泻
健脾康儿片	口诀：健脾→健脾；康儿→让喂，消食，止泻

第四节　消导剂

小儿消食片 健脾消食丸	口诀：小儿消食，健脾消食，健脾→和胃，消食→化滞
小儿化食丸	口诀：小儿画狮玩，小狮子歇火边
一捻金	口诀：一捻金消失，导致瘫桶边
肥儿丸	口诀：肥儿喂小鸡蛔虫

第五节　止咳喘剂

小儿咳喘灵颗粒	口诀：小儿咳喘，肺热→痰→咳喘
清宣止咳颗粒	口诀：清，清热；宣，宣肺止咳
鹭鸶咯丸	口诀：鹭鸶炫飞磕花坛
儿童清肺丸	口诀：儿童请肥姐探叟
小儿消积止咳口服液	口诀：小儿消极，倾诉肥；消积止咳

第六节　补虚剂

龙牡壮骨颗粒	口诀：龙牡壮骨，强筋壮骨，喝胃见

第七节 镇惊息风剂

琥珀抱龙丸	口诀：虎抱龙亲热谈，镇井安身
牛黄抱龙丸	口诀：牛报龙惹鲸，风谈

 # 第五章 眼科常用中成药

第一节 清热剂

明目蒺藜丸	口诀：明目有疾，请三目医
明目上清片	口诀：明目上青，目痛，青散
八宝眼药散	口诀：总统义母八宝
黄连羊肝丸	口诀：卸货母黄羊

第二节 扶正剂

明目地黄丸	口诀：明目的干什么
石斛夜光颗粒	口诀：清明石壶夜光隐身
障眼明片	口诀：障眼干甚？移目
复方血栓通胶囊	口诀：付芳血栓通，仪器养获愈

第六章　耳鼻喉、口腔科常用中成药

第一节　治耳聋耳鸣剂

耳聋丸	口诀：干活时敲耳聋
耳聋左慈丸	口诀：耳聋左慈婶凭感

第二节　治鼻鼽鼻渊剂

鼻炎康片	口诀：肺窍堵→鼻炎→消肿→通→康
千柏鼻炎片	口诀：肺窍堵→鼻炎→豁缝→千百
藿胆丸	口诀：藿丹芳华，青俏
鼻渊舒胶囊	口诀：鼻渊叔叔热时通窍
辛芩颗粒	口诀：辛勤七姑取蜂桶瞧

第三节　治咽肿声哑剂

冰硼散 桂林西瓜霜	口诀：冰棚桂林西瓜惹肚总痛
复方鱼腥草片	口诀：付芳鱼腥草苦
六神丸	口诀：六神忠言：苦化福祉
玄麦甘桔含片	口诀：玄卖柑橘热饮，它丽颜
清音丸	口诀：轻音，轻言，禁噪
锡类散	口诀：蜥累都扶床
珠黄散	口诀：珠黄，屈服生计，哭

| 黄氏响声丸 | 口诀：黄氏相声咽开音，抒情谈三节 |
| 清咽滴丸 | 口诀：清咽清咽，清热利咽，疏风清热，解毒利咽 |

第四节 治口疮剂

| 栀子金花丸 | 口诀：侄子金华惹祸，谅解 |
| 口炎清颗粒 | 口诀：毒重→引热→口炎 |

 # 第七章 骨伤科常用中成药

接骨七厘片	口诀：接骨七厘接骨筋，获愈
接骨丸	口诀：接骨无七厘获愈，总痛
七厘散	口诀：知同学画鱼小 7cm
云南白药	口诀：云化雨雪；南获雪痛；伯借小种
跌打丸 活血止痛散	口诀：跌打血痛：终止痛，活血散瘀
舒筋活血片	口诀：舒筋能活络，活血可散瘀

中药药名索引

中成药药名索引

主要参考书目

［1］钟赣生，杨柏灿.中药学 [M].11 版.北京：中国
中医药出版社，2021.

［2］国家药品监督管理局执业药师资格认证中心.中
药学专业知识二 [M].北京：中国医药科技出版社.

［3］国家中医药管理局中医师资格认证中心中医类别
医师资格考试专家委员会.中医执业医师资格考
试指导用书 [M].北京：中国中医药出版社.